ケースブック
医療倫理

編著 ● 赤林　朗　東京大学大学院医学系研究科教授
　　　大林雅之　東洋英和女学院大学人間科学部教授
著　 ● 家永　登　専修大学法学部教授
　　　白浜雅司　元・佐賀市立国民健康保険三瀬診療所所長
　　　中尾久子　九州大学大学院医学研究院看護学分野教授
　　　村岡　潔　佛教大学社会福祉学部教授
　　　森下直貴　浜松医科大学医学部総合人間科学講座教授

A casebook of healthcare ethics

医学書院

著者略歴(50音順)

赤林　朗　Akabayashi Akira ── 1983年東京大学医学部卒業。内科研修後，ヘイスティングスセンター客員研究員，京都大学大学院医学研究科教授を経て，現在は東京大学大学院医学系研究科・健康科学・看護学専攻・医療倫理学分野教授。

家永　登　Ienaga Noboru ── 1974年東京都立大学法学部卒業。北里大学医学部講師を経て，2006年から専修大学法学部教授。

大林雅之　Obayashi Masayuki ── 1977年横浜市立大学文理学部卒業。上智大学大学院修了後，ジョージタウン大学客員研究員，山口大学医学部教授，京都工芸繊維大学教授を経て，現在は東洋英和女学院大学人間科学部教授。専攻は生命倫理学，科学史，科学哲学。

白浜雅司　Shirahama Masashi ── 1983年九州大学医学部卒業後，佐賀医科大学総合診療部入局。1994年より三瀬村国民健康保険診療所(現，佐賀市立国民健康保険三瀬診療所)所長，佐賀大学医学部臨床教授を歴任。

中尾久子　Nakao Hisako ── 1977年九州大学医療技術短期大学部看護学科卒業，2006年山口大学大学院医学系研究科にて博士号(医学)取得。大学病院に勤務後，産業医科大学医療技術短期大学講師を経て，2004年より九州大学医学部保健学科看護学専攻臨床看護学講座助教授，2008年九州大学大学院医学研究院保健学部門看護学分野教授。

村岡　潔　Muraoka Kiyoshi ── 1993年大阪大学医学部大学院(集団社会医学)単位取得。同大学環境医学シニア医員を経て，1998年佛教大学文学部助教授，2004年より同大学社会福祉学部助教授，2005年同教授(医学概論)。

森下直貴　Morishita Naoki ── 1983年東京大学大学院人文科学研究科博士課程(倫理学専攻)単位取得退学。1987年浜松医科大学医学部倫理学助教授，2002年同教授。研究分野は倫理学，生命倫理学，医学哲学，日本思想史。

ケースブック医療倫理

発　行　2002年12月1日　第1版第1刷©
　　　　2022年3月1日　第1版第14刷
編著者　赤林　朗・大林雅之
著　者　家永　登・白浜雅司・中尾久子
　　　　村岡　潔・森下直貴
発行者　株式会社　医学書院
　　　　代表取締役　金原　俊
　　　　〒113-8719　東京都文京区本郷1-28-23
　　　　電話　03-3817-5600(社内案内)
印刷・製本　アイワード

本書の複製権・翻訳権・上映権・譲渡権・貸与権・公衆送信権(送信可能化権を含む)は株式会社医学書院が保有します。

ISBN978-4-260-33250-7

本書を無断で複製する行為(複写，スキャン，デジタルデータ化など)は，「私的使用のための複製」など著作権法上の限られた例外を除き禁じられています。大学，病院，診療所，企業などにおいて，業務上使用する目的(診療，研究活動を含む)で上記の行為を行うことは，その使用範囲が内部的であっても，私的使用には該当せず，違法です。また私的使用に該当する場合であっても，代行業者等の第三者に依頼して上記の行為を行うことは違法となります。

JCOPY〈出版者著作権管理機構　委託出版物〉
本書の無断複製は著作権法上での例外を除き禁じられています。複製される場合は，そのつど事前に，出版者著作権管理機構(電話 03-5244-5088，FAX 03-5244-5089，info@jcopy.or.jp)の許諾を得てください。

はじめに――本書を使われる皆さんへ

　回復の見込みのない患者さんの延命治療をいつまで続けるのか，信仰上の理由で輸血を望んでいない患者さんに緊急輸血が必要となった場合はどうしたらよいのか，意識のない患者さんの治療について家族や医療スタッフの間で意見が異なった場合に誰の意見を尊重したらよいのか……。

　医療技術は日々進歩し，私たちに多大な恩恵をもたらしています。しかしその一方で，冒頭に述べたような，「医療現場において判断に困る」問題も生じてきました。今，本書を手に取られた皆さんのなかにも，現場において「判断に困る」状況に直面したことのある方も多いと思います。本書は，そのような「難しいケース」に現場で直面した際に，皆さんの判断の助けとなることを目的として書かれています。

　本書は Approach 1，Approach 2 という 2 部構成になっています。Approach 1 は，短いケースのあとに，①当事者が望んでいること，②当事者が大切にしているもの，③このケースを考えるために，④考えてみてください，⑤あなたがその場にいたら，の 5 段階で構成されています。Approach 1 では，「ケースの問題点の整理」を行なうことが最初のステップになります。ケースを読んで，まず当事者が何を望んでいるのか，彼らはどのような考え(価値観)を重要に思っているのか，を整理します。次に，このケースを考える上で必要と思われる，または参考となる知識や情報が記されています。そのあと Q(Question) の形で質問が出されます。ここで皆さんに，その Q について十分考えてみていただきたいと思います。そして最後に，具体的な対応の可能性も含めて，各ケースにおいて判断する際に考慮すると役立つであろうと，私たちが考えた内容を記載しました。しかし，この方法に従えば正解が導き出せるというようなマニュアルを示したわけではありません。当事者が望んでいることや価値観を理解し，関連した情報を提供されたところで皆さんに考えていただき，最後に，実際の判断例や判断の際に留意するとよいと思われることを整理したものです。したがって，最終的に判断するのは皆さん自身です。

　Approach 2 では，比較的長いケースを提示して，そのケースに対して 3 名の執筆者が自由にコメントを述べる，という形式をとっています。ここでは，長いケースを

用いることで，短い記載では十分に伝えることができない側面，例えば微妙な人間関係や心理・社会的な問題点などを盛り込み，実際の臨床現場により近い場面を設定しています。

また，各ケースのコメントを述べる執筆者3名の専門分野は医学・看護学・哲学・法学と多岐にわたっています。ここでは，1つのケースについて，いかに多彩なアプローチの仕方，考え方，視点があるかということについて理解いただければと思います。医療における倫理的問題へのより良い対応のためには，さまざまな視点，論点を交えた上で議論される必要があるということも強調しておきたいと思います。

倫理的問題があると思われるケースは，個別の事情や環境の違いにかかわらず，多くの場合に共通する側面をもっています。1つのケースをよくみてみると「あれ，これは以前にも似たようなことがあったな」と思われる場合もあるでしょう。倫理的判断や結論には，「これでまったく疑いの余地のない正解」というものはあり得ません。しかし，医療現場ではなんらかの「答」を出さなければならないのです。真摯な議論こそが「答え」を作り上げ，患者・家族も含めた関係者での共有を可能にしていくのではないでしょうか。そのような「答」を1つひとつ吟味し，ケースを積み上げることが，新たなより良い判断に結びつくのです。ですから，「医療倫理はケースで学ぶ」ことが大変重要だと考えています。

さて，本書はApproach 1・2と分けましたが，どこから読みはじめてもよいようにできています。タイトルに興味深そうなケースがあれば，そこから拾い読みするのもよいでしょう。Approach 1は，なるべく広い範囲のテーマをカバーしました。また，今回は「ケースで学ぶ」という本書の特徴を前面に打ち出すために，キーワードや医学用語のすべてに細かな注などは付けていません。読者の皆さんがさらに勉強される場合には，生命・医療倫理学やバイオエシックスの教科書，事典，キーワード集などが日本でも多く出版されていますから，それらを参考に理解を深めていただければと考えています。

教育の場面で本書を使われる際には，学ぼうとされる方にケースを前もって読んできてもらった上で，少人数グループなどで議論をし，その際に補足説明が行なわれれば，本書をより有効に活用できると思います。さらなる学習のためには，学ばれる方が直接に関わったケースを出し合って議論するのもよいでしょう。

また，本書は医療従事者以外の一般の方々にも，役に立つと考えています。実際，本書のなかには医療従事者と同じく「判断に困っている」患者・家族の姿が現われています。そうした患者・家族にとっても，ともに考えていくヒントとなることがあるでしょうし，医療に接する機会が少ない方は，医療現場で「今，どのようなことで」

患者や医療従事者が困っているのかを知ることができるでしょう。自らが患者になった時になんらかの手助けになるばかりでなく，医療系以外の学部・学科(哲学，法学)や一般教養の授業でも十分用いることができると考えています。

　これから皆さんは，各ケースで自分なりの立場を考えることになります。登場人物のある1人の立場に賛成するにせよ，別の立場をとるにせよ，どのような根拠で(どのような考えを大切に思って)その立場をとるのかを理解し，またそれを他の人に説明できるようになることが期待されます。少なくとも，本書を読み終わったあとに皆さんは，今後実際に困った場合に，今までとは異なった視点で考慮し，自信をもって対応ができるようになると思っています。

編者　赤林　朗・大林雅之

CONTENTS

ケースブック医療倫理

はじめに──本書を使われる皆さんへ………iii

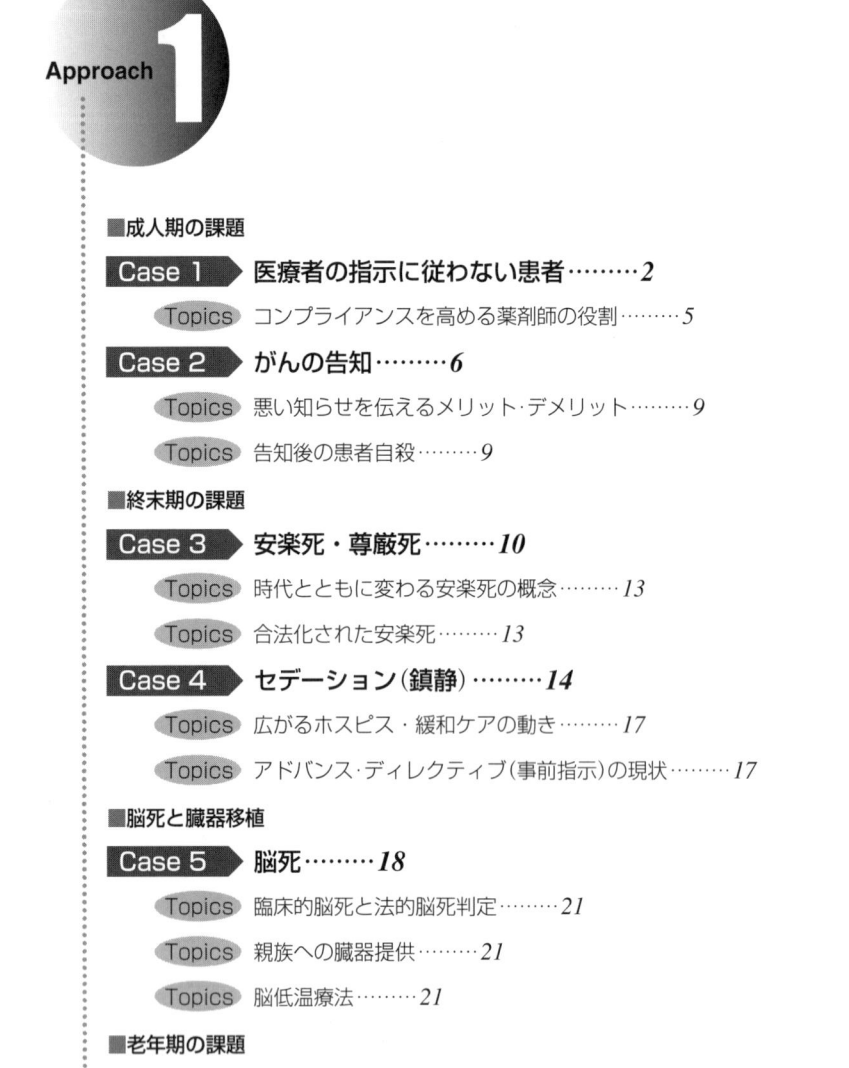

Approach 1

■成人期の課題

Case 1 医療者の指示に従わない患者………*2*
　Topics　コンプライアンスを高める薬剤師の役割………*5*

Case 2 がんの告知………*6*
　Topics　悪い知らせを伝えるメリット・デメリット………*9*
　Topics　告知後の患者自殺………*9*

■終末期の課題

Case 3 安楽死・尊厳死………*10*
　Topics　時代とともに変わる安楽死の概念………*13*
　Topics　合法化された安楽死………*13*

Case 4 セデーション（鎮静）………*14*
　Topics　広がるホスピス・緩和ケアの動き………*17*
　Topics　アドバンス・ディレクティブ（事前指示）の現状………*17*

■脳死と臓器移植

Case 5 脳死………*18*
　Topics　臨床的脳死と法的脳死判定………*21*
　Topics　親族への臓器提供………*21*
　Topics　脳低温療法………*21*

■老年期の課題

Case 6 在宅患者への医療・介護………*22*
　Topics　新しい成年後見制度の要点と現状………*25*

Case 7 認知症高齢者のリハビリテーション………*26*
　Topics　急性期リハビリテーションの意義………*29*
　Topics　地域における要介護者のニーズに合ったサポートシステム………*29*

■青年・成人期の課題

Case 8 HIV/AIDS ……… *30*
- Topics　HIV感染をめぐる日本の訴訟事例 ……… *33*
- Topics　ピア・エデュケーション ……… *33*

Case 9 人工妊娠中絶 ……… *34*
- Topics　さまざまな価値で揺れる人工妊娠中絶——最近の世界的動き ……… *37*
- Topics　若者の性行動調査 ……… *37*

■小児期の課題

Case 10 子どもへの病気説明 ……… *38*
- Topics　『君と白血病』 ……… *41*
- Topics　親権の範囲とは——巨大な卵巣嚢腫による少女の死 ……… *41*

Case 11 子ども虐待 ……… *42*
- Topics　なぜ，虐待されても子どもは親を慕い続けるか ……… *45*

■出生時の課題

Case 12 体外受精 ……… *46*
- Topics　さまざまな生殖補助技術 ……… *49*
- Topics　保存精子による夫の死後の出産 ……… *49*

Case 13 出生前診断 ……… *50*
- Topics　受精卵診断と人工妊娠中絶 ……… *53*
- Topics　若年発症アルツハイマー病の受精卵診断による出産 ……… *53*

■現場の人間関係

Case 14 同僚のミス ……… *54*
- Topics　インシデントとヒヤリ・ハット報告 ……… *57*
- Topics　医療記録の改ざん等で医師2人が逮捕 ……… *57*

Case 15 対応の難しい患者 ……… *58*
- Topics　医療におけるリスクコミュニケーション ……… *61*
- Topics　病院におけるADR(Alternative Disputes Resolution) ……… *61*

■研究倫理

Case 16 研究の倫理 ……… *62*
- Topics　ヘルシンキ宣言(研究倫理についての国際的規定) ……… *65*
- Topics　倫理委員会の現状 ……… *66*

CONTENTS
A casebook of healthcare ethics

Approach 2

- **Case 1** 医師, 看護師, 家族それぞれの思い　思いがわからないなかでのジレンマ……*69*
- **Case 2** 患者への内服治療の説明　情報提供に差があってもよいのか？………*74*
  - COLUMN　看護師の倫理規定………*78*
  - COLUMN　医師の倫理規定──日本医師会の「医の倫理綱領」………*78*
- **Case 3** 認知症高齢者の転倒・転落事故　物理的・人的資源に限界があるなかでの対応……*79*
  - COLUMN　身体拘束ゼロの動き………*83*
- **Case 4** 職場における感染症への対応　インフォームド・コンセントと守秘義務………*84*
- **Case 5** 信仰上の理由による輸血拒否
  患者の希望に医療者はどこまで従わなければならないのか………*88*
- **Case 6** 重度の障害をもつ新生児の治療　誰がどのように決めるのか？………*93*
  - COLUMN　ベビーKとオランダにおける重度障害新生児の慈悲殺………*98*
- **Case 7** 義父の精子を使用したAID　夫以外の精子を用いて行なう人工授精………*99*
- **Case 8** 悪い病名や予後をどのように伝えるか①　患者が悪性であることを疑ったケース…*104*
  - COLUMN　予後の告知について………*108*
- **Case 9** 悪い病名や予後をどのように伝えるか②　悪性と伝えたケース………*109*
  - COLUMN　末期がん患者の家族への告知をめぐる最高裁判決………*115*
- **Case 10** 悪い病名や予後をどのように伝えるか③　曖昧なまま経過したケース………*116*
- **Case 11** 誰が研究論文の著者になるのか　論文の著者順をめぐって………*121*

あとがき………*125*

Approach 1

ここでは，短いケースをもとに，皆さんに「問題点の整理」をしてもらい，そのケースにおける対応を考えてもらいます。

キーワードは，
そのケースを倫理的側面から考える際のポイントとなる言葉をあげています。

ケースは，
問題点が明らかになるように，簡潔に記載されています。

当事者が望んでいること，当事者が大事にしているものは，
当事者それぞれの希望，考え方，価値観を整理しています。

このケースを考えるためには，
そのケースを考える上で必要な情報，参考になる知識が整理されています。

考えてみてください
のQ (Question)で，皆さん自身に考えていただきたいと思います。

あなたがその場にいたらでは，
具体的にはどのように考え，対応できるか，私たちの考えを1つの例として記しました。

しかし，最終的に判断するのは，皆さん自身です。なぜなら，倫理的判断や結論には，まったく疑いの余地のない「正解」はないのですから……

case 1 — 成人期の課題

医療者の指示に従わない患者

Key Word
- コンプライアンス
- 患者-医療者関係
- 病状説明

　Nさん，55歳男性，建設会社営業部長。2年前に会社の定期検診で糖尿病を疑われ，近医を受診。空腹時血糖が180 mg/dlで2型糖尿病と診断され，医師Bよりまず食事療法を十分行なうように勧められた。食事指導を受けたが，仕事で夜の付き合いも多く，生来酒好きで，毎日日本酒を5合くらい飲んでいた。そのため食事療法が十分にできず，受診のたびに検査値が悪かった。不況の影響で部下の数も減り，自分の仕事が増えてますます忙しくなり，結局通院も途中でやめてしまった。

　最近のどの渇き，体のだるさが強いため，久しぶりに受診したところ，血糖値が600 mg/dl，HbA_{1c} 10.5%と高く，早急に入院治療を始めるよう医師Bに勧められた。医師Bは，外来でも治療は不可能ではないが，低血糖等の副作用が起きる危険があるので入院して治療をするほうがよい，と伝えた。Nさんは，仕事が忙しく入院はとてもできないと入院治療を拒否している。看護師Dは，Nさんの性格や仕事の状態もよく理解しているが，病状が悪いのでどのようにかかわればよいか困っている。妻Cさんは，体がしっかりしていないと仕事もできないのではと心配している。

● 当事者が望んでいること

　Nさん　やりがいがある今の仕事を続けること。入院することなく治療してほしい。
　妻Cさん　適切な治療を受けてほしい。
　医師B　入院して治療を受けることが医学的に必要であることを理解してほしい。
　看護師D　Nさんの性格や生活環境はわかるが，治療を受けるようになってほしい。

● 当事者が大切にしているもの

　Nさん　仕事の成功。自己実現。
　妻Cさん　夫の健康。
　医師B　適切で，安全な疾患の治療。
　看護師D　Nさんの心理・社会的背景の理解。

このケースを考えるために

　服薬・食事指導やその他のライフスタイルの変更などに関して医療者が出す指示・助言に従った行動をとること，または指示に対する従い方をコンプライアンス(compliance)という。医療者の指示に従う患者は「コンプライアンスが良い」，反対に従わない患者は「コンプライアンスが悪い」というように用いられる。

　このケースのような，いわゆる生活習慣病（食事・飲酒・運動などの生活習慣が病気の発症や治療に大きな影響をもつ病気，例えば高血圧や糖尿病）では，患者のコンプライアンスが良いか悪いかが治療の成否を左右するといっても過言ではない。特に糖尿病は，患者が自分の病気のことをよく理解し，食事制限や適度な運動をするなど，日常生活に気をつけなければ良好なコントロールは得られない。

　ところで，英語の noncompliant は一般に，「政策や法律に則した命令や行動に従わない」というニュアンスで使われているという。しかし現代医療の場面では，まず，患者自身がどの指示に従うか従わないかを選ぶ権利がある。また noncompliant というと，医療者が患者の治療選択に，パターナリスティック（7ページ参照）に強く関与しているような印象を与えるため，最近は adherence（アドヒランス）という用語が用いられる場合がある。

　いずれの用語であっても，ノンコンプライアンスの問題は複雑である。コンプライアンスの悪い患者は，自分の希望でそうしているとは限らず，その他の心理的，経済的要因等が関係していることもありうる。また，医療者が，患者にわかりやすく病状や服薬法を説明できていないこともある。このようにさまざまな要因が重なってノンコンプライアンスが生じることを，医療者は十分理解しておく必要がある。

考えてみてください

Q1 Nさんに，糖尿病の病態（進行するとどのような経過をたどるのか）を十分理解してもらうためには，どのように説明したらよいでしょうか。

Q2 Nさんが，糖尿病について十分に理解した上でもなお入院を拒否し，また食事・運動療法も持続できないと判断した場合，医師Bや看護師Dはどのように対応したらよいでしょうか。

Q3 妻Cさんへは医師Bや看護師Dはどのような対応をしたらよいでしょうか。

あなたがその場にいたら

　患者が医療者の指示に従わない場合，医療者側は患者の努力や注意が足りないと思いがちである。しかし医師Bは，なぜNさんがうまく食事療法を続けられないのか，十分に話を聞く機会をもっていただろうか。また，今回増悪した時にも，Nさんが受け入れられる可能性のある他の治療方法を十分検討しただろうか。患者の生活背景を十分に知ることなく，外来の検査データだけを見て一方的に患者を注意するだけだとしたら，そこには良好な患者-医療者間の信頼関係は成立せず，そのことが患者のコンプライアンスを悪くしてしまう可能性もある。これまでの，「医療者は治す人，患者は治してもらう人」という関係から，「医療者と患者の双方が一緒に協力して病気に立ち向かう」という姿勢が，糖尿病などの生活習慣病では特に大切になってくる。

　今回，忙しいNさんが，自分から体の不調に気づいて受診した。このチャンスをどう治療に結び付けるかが，医療者としては大切な仕事である。医師Bが看護師Dと協力しながらとれるであろう対応をいくつかあげてみたい。

　1）Nさんが病気に対してどのように理解しているのかを看護師Dが聞く。このまま放っておいて，さまざまな症状や合併症が出てきた時には，やりたい仕事ができなくなることや，日常生活をも自由に送れなくなる可能性があること，さらには合併症によって死に至る可能性もあることを本当にNさんは理解しているだろうか。このような場合，医療者側からの説明だけでなく，患者会など，患者の立場からの経験を聞くことを勧めることも，治療への動機づけとして有効である。

　2）Nさんが入院できない理由について注意深く聞き出す。なぜNさんが入院はできないと言っているのか，仕事が忙しいということだけなのか。病気に対する不安や医療者に対する不信から詳しい検査や治療を拒否する患者も多いからである。

　3）家族の協力を求める。食事療法には家族，特に妻Cさんの協力が重要である。そのためには，妻Cさんに対しても夫の病気について十分な説明を行なう必要があろう。妻Cさん1人に負担がかかりすぎないよう，他の家族や社会的サポート資源を探ることも大切である。

　4）仕事の問題。Nさんには，不況の時代だから，病気の人間はやめさせられるという心配があるかもしれない。できれば本人の同意を得て，会社宛ての診断書を書いて休暇がとれるようにすることも考える必要があるかもしれない。

　上記のようなことをすべて説明してもやはり入院を拒否する場合は，外来治療では糖尿病性昏睡や低血糖等の危険があり，治療が成功する率が下がるなどの情報を十分に提供し，納得してもらった上で外来治療を開始する。そして，その経

過のなかで再度入院の必要が生じた場合に，改めて入院を勧めるというNさんの状況に合わせた対応も可能であろう．コンプライアンスの悪い患者であっても，決して見捨てることなく，根気よく関係をもち続けることが医療者には求められる．

参考文献

1) 医療人類学研究会編：文化現象としての医療－「医と時代」を読み解くキーワード集，260-263，メディカ出版，1992.
2) 「Medical Practice」編集委員会編：日常診療における患者指導ガイド(増補版)－より良いコミュニケーションとQOL向上のために，84-87，文光堂，1996.
3) Sugarman J : Ethics in Primary Care, McGraw-Hill, New York, 2000.

Topics

コンプライアンスを高める薬剤師の役割

このケースでは登場しなかったが，薬局・薬剤師も，患者の服薬状況を確認し，服薬指導を通じてコンプライアンスを高くすることへの貢献が期待される．2000年に日本薬剤師会が「服薬コンプライアンスとその改善に対する薬剤師の関与についての実態調査」を行なった．その概略から，いくつか重要なポイントをひろってみる．

全国の36薬局に来局した617名の患者を対象に，質問紙調査と面接調査が行なわれた．結果，常時処方されている薬は2～5種類(44％)が最も多かったが，63％の者が「残薬あり」と回答した．その理由は「飲み忘れ」「自分で調節している」などがあげられた．ノンコンプライアンスに対する薬剤師の対応は，服薬指導をして改善したとの回答が46％であった．

この調査より見いだされた患者側の問題点として，薬物療法の重要性を認識していない患者がいること，薬が本当に自分に合っているのか，一生飲み続けなければならないのかなどの不安があること，飲み忘れの残薬を特に気にしていない患者がいることなどがあげられた．一方，医師・医療機関側に由来するであろう問題点としては，症状が改善されていることを医師に伝えたが減薬されない，1回処方されると良くなっても同じ処方をされることが多いなどがある．

患者・医師間のコミュニケーションが十分ではないことがコンプライアンスに関わることがあるので，このような場面で，薬剤師の仲介役としての役割が重要になる．医師からは患者に口頭で飲み方などが指示されており，例えば「調子がよければ飲まなくてよい」と言われれば，当然残薬は多くなる．このような場合，本当にもう飲まなくてよいのか，薬剤師が医師に確認するような作業も必要になろう．

case 2 がんの告知

成人期の課題

Key Word
- がんの告知
- 情報開示
- カルテ開示
- 自己決定
- 知る権利
- 無害性の原則
- パターナリズム

> Aさん，50歳女性，会社員。腹部および季肋部の痛みを自覚し，中規模病院を受診した。初診患者を適切な診療科に振り分けることを目的とする総合内科の医師Bは胆石症を疑い，投薬した上で血液検査，エコー，CTスキャンを指示した。約1か月後，検査の結果が揃い，Aさんの再診を担当することになった消化器内科の医師Cは胆嚢がんの疑いを強くもったが，初対面のAさんにいきなりがんの疑いを伝えることは適当でないと考え，「手術が必要な胆石症です。入院の上で精密検査をしましょう」と伝え，入院予約をした。しかし，Aさんは電話で入院をキャンセルしてしまい，医師CもAさんや家族に連絡を取ることなく放置した。その3か月後にAさんは仕事中に倒れてがん専門病院に入院し胆嚢がんと診断され，夫Dさんにその病名が伝えられた。Aさんは手術を受けたものの，約3か月後に死亡した。

● 当事者が望んでいること

Aさん できれば入院や手術はしないで，仕事や旅行，家族との日常生活をこのまま続けたい。

夫Dさん がんが強く疑われたのなら事実を伝えてほしかった。少なくとも妻Aが入院をキャンセルした時点で，病院は妻Aないし家族に連絡をしてほしかった。

医師C がんの可能性があることを知ってAさんが精神的に苦しむことは避けたい。ひとまず入院してもらい，家族のなかのキーパーソンに説明してAさんに病名を伝えるかどうか，伝えるならその時期や内容を決定しよう。

● 当事者が大切にしているもの

Aさん 日常生活の維持。患者の自己決定。
夫Dさん 妻の生命。知る権利。患者の自己決定。
医師C Aさんの精神的苦痛の軽減（無害）。疾病の治療。

このケースを考えるために

がんの告知の問題は，日本において医学界内外で長い議論の歴史がある。「悪性疾患の病名を患者に伝えるべきである」という考えを支持する理由は，患者の知る権利，自己決定などであり，「慎重にするべきである」という考えを支持する理由には，患者に精神的な苦痛を与えない，すなわち無害性の原則があげられる。

医療現場におけるパターナリズム（父権主義）とは，医師が患者に対して，父親が子どもにするように「あなたのために悪いようにしないからすべてまかせなさい」という関係で対応することで，患者の自己決定を阻害すると考えられている。「告知」という用語はパターナリスティックであるとの観点から，最近は病名や医療情報の「開示」という用語で議論されることが多い。

法的には，医療者と患者の間には，まず患者が受診することによって診療契約が成立する。診療に際しては，患者が医療を受けるかどうか決めるために必要な事項を説明する義務が医師に生じる。医療法1条の4において，「医師…（中略）…その他の医療の担い手は，医療を提供するに当たり，適切な説明を行い，医療を受ける者の理解を得るよう努めなければならない」と規定され，法律上の義務にもなっている。したがって，一般的な原則からすれば，医師は病名を患者に伝えなければならない。また，最近はカルテ開示を行なう病院が増えてきており，制度上は患者本人が望めば，病名・病状などを知ることができるようになってきている。

考えてみてください

Q1 あなたが医療従事者であるとしたら，がんの病名は，①すべての患者に直接伝える，②病名は一切患者には伝えない，③ケース・バイ・ケースで考える，のどの立場をとりますか。

Q2 ケース・バイ・ケースで考える立場の人は，どのような時には伝える，あるいはどのような時には伝えないのか，整理してみてください。そして，なぜそう思うのかも考えてみてください。

Q3 がんの疑いを知らされずに入院予約した患者が，入院をキャンセルした場合，医師あるいは病院は，患者か患者の家族に連絡をとるべきでしょうか。

あなたがその場にいたら

　今日では，がんというだけで患者へ説明をしなくてよいと考える医療者は少ないだろう。しかし，説明することが患者の心身に悪影響を及ぼす可能性が非常に強いと思われるケースも，確かにある。その場合，虚偽の病名を伝え，治療の同意を求めることは許されるであろうか。あるいは，医師Cが考えたように，患者本人ではなくまず家族に説明し，本人に伝えるかどうかは家族に委ねてよいのだろうか。これらは，不治の疾患の場合でも，説明と同意についての一般原則があてはまるのか，それとも不治の疾患独自の配慮がなされるべきなのかという問題である。

　1983（昭和58）年に起きた本ケースと類似の裁判事例において，最高裁平成7（1995）年4月25日判決は，①患者の性格等も不明であり，がんについては真実と異なる病名を告げるのが当時は一般的であったから，患者に与える精神的な衝撃と治療への悪影響を考慮して患者本人にがんを告知しなかったのは医師としてやむを得ない処置であった，②胆石症と告げられて患者が安心して受診しなくなったのではないかという点については，医師は手術の必要なことを患者に告げて患者から入院の同意を得ているのだから，真実と異なる病名を告げたとしても医師に必要な配慮に欠けていたとはいえない，③患者の家族にはがんを告知すべきではなかったかという点については，家族関係や家族の協力の見込み等が不明であり，入院後に家族のなかから適任者を選んで検査結果等を説明しようとしたことが不合理であるとはいえない，とした。しかし，これはあくまで1983年当時の状況を前提とした判決である。今日，同じような状況で同じ判決が出されるかどうかは疑わしい。

　現在，知る権利，患者の自己決定の考え方が重視され，正確な病名を伝えられている患者が増えていることは確実である。しかし，①伝えることで患者に害を与えることが強く予想される場合，②がんになったら病名を知らせないでほしいと患者本人が前もって意思表示していた場合，③軽度の痴呆や精神疾患等で判断力が疑わしい場合，④家族が強く反対した場合などは，医療者には慎重な対応が求められる。

　このケースでは，医師が初診の段階で悪性の可能性があることを伝えないという判断をした。このような場合は，「今日の結果について，今度詳しく説明しますので，ご家族と一緒にもう1度来てください」「このまま放置すると大変危険ですので，次回必ず来院してください」「もし，専門病院など，他の病院を受診される時には検査結果等をお渡ししますので，遠慮なく言ってください」など，患者に受診を継続する必要性があることを認識してもらうための配慮ある対応が医療者には求められる。

Topics

悪い知らせを伝えるメリット・デメリット

　悪い知らせを伝えるメリット・デメリットおよび伝える際に考慮すべきこととして，1988年に厚生省（当時）と日本医師会によってまとめられた「がん末期医療に関するケアのマニュアル」では，以下のようなことがあげられている。このマニュアルは『末期医療のケアーその検討と報告』（厚生省・日本医師会編，中央法規出版，1989）などに収録されている。

悪い知らせを伝えるメリット
1) 患者が自らの状況を認識し，精神的に安定することができる。
2) 真実を告げることにより，患者自身が判断し，自らの意思を医療者に伝えることが可能になる。
3) 悪い知らせを伝えることにより，医師と患者，家族と患者の意思疎通が図られ，信頼関係を保ちやすく，また，医療チーム内の意思統一も保ちやすくなる。
4) 患者が仕事や家族等の問題を整理し，残された時間を有意義に過ごすことができる。
5) 悪い知らせを伝えることによる法的なトラブルや，患者が不利益を被ることを避けることができる。

悪い知らせを伝えるデメリット
1) 生きる希望を失う。
2) 強いショックを受けて精神的に不安定になる。

末期状態で悪い知らせを伝える際，十分考慮すべき状況
1) 告知の目的がはっきりしていること。
2) 患者・家族に受容能力があること。
3) 医師およびその他の医療従事者と患者・家族との関係が良いこと。
4) 告知後の患者の精神的ケア，支援ができること。

Topics

告知後の患者自殺

　2001年9月，がんを告知されたのち，その病院内で50代の男性患者が自殺した。70代になるその男性の母親は，医師の誠意のなさが自殺への大きな要因になった，がん告知に要求される配慮義務に欠けていたなどとして，その病院と主治医2人を相手取り，慰謝料1000万円を求める損害賠償訴訟を起こした。さいたま地裁川越支部2003年10月30日判決は，告知当時の患者の精神状態は告知を禁忌とするほど深刻なものではなかった，告知は患者のQOL向上のために転院が必要であると考えて行なわれたことなどから，告知に際して医師の配慮義務違反はなかったとして原告の請求を退けた。告知後に，「転院しても手術は不可能である」と説明したことも医師の裁量の範囲内としたが，告知が機械的であってはならず，告知後の患者支援への配慮が必要なことはいうまでもない。

case 3 終末期の課題

安楽死・尊厳死

Key Word
- 尊厳死 ●安楽死 ●自殺幇助 ●治療停止 ●延命治療
- 自己決定 ●死に至りつつある人

> Yさん，52歳，女流画家。数年前から手足にしびれを感じるようになった。それ以来，全身の筋肉麻痺が徐々に進行し，今ではほとんど寝たきりの状態である。主治医の説明では，原因不明，現代医学では治療できない神経性難病とのことであった。しばしば激痛を伴う発作が起き，鎮痛剤も無効である。手指の力も低下し，自ら食事をとることができないため，人工栄養（胃チューブ）で生命を維持している。かろうじて周囲の者とコミュニケーションはとれるYさんはいろいろ考えた末，なるべく早く命を絶ちたいと願い，その思いを夫Bさんと娘Cさん，主治医Jと看護師Kに伝えた。

当事者が望んでいること

Yさん　今の自分は生きていても価値がない。1日も早く安楽に死にたい。
夫Bさん　本人の希望を叶えてあげることが，たぶん一番悔いの少ないやり方ではないか。
娘Cさん　母がいなくなるなんて考えられない。いつまでもそばにいて見守っていてほしい。
主治医J　医療に携わる者が生命を絶つ行為をするわけにはいかない。
看護師K　死にたいというYさんの思いを十分理解するべきだ。

当事者が大切にしているもの

Yさん　プライド，自己決定。
夫Bさん　妻の意向の尊重。
娘Cさん　母の生命維持，生命の尊重。
主治医J　医師の治療義務，生命の尊重。
看護師K　不治の患者の心理的側面についての理解。

このケースを考えるために

「安楽死・尊厳死」という用語はさまざまな場面で用いられるので，その都度，どのような意味で用いられているのかを確認することが大切である。

「安楽死」にはまず，「非自発的」か「自発的」かという分け方がある。本人の意思が不明であったり，意識がないような患者に対して行なわれる「非自発的安楽死」と，判断能力があり患者が自ら望む「自発的安楽死」である。現在，「安楽死」は，患者の自発的な意思を前提に議論が進められる場合が多い。

次に「積極的」か「消極的」かという分類がある。「積極的安楽死」は，医師が直接関与して(致死量の薬の投薬などで)死なせることを意味するのに対し，「消極的安楽死」は，積極的治療を行なわず自然に死に至らしめることを意味する。また，「積極的安楽死」は「慈悲殺」とほぼ同義で用いられ，「消極的安楽死」は「延命措置の中止」に置き換えられる場合もある。そのほか，患者の意思に基づいて医師が自殺を助ける「自殺幇助」や，モルヒネなどによる苦痛緩和措置の結果やむを得ず死に至る「間接的安楽死」などの用語もある。

他方「尊厳死」は，末期の患者が生命維持治療等を自ら拒否し，自然に死ぬことを意味することが多く，「自然死」ともいわれる。医療側からみれば，「延命措置の中止」「治療行為の中止」などと密接に関連する。

考えてみてください

Q1 Yさんの希望について，あなた自身はどのように考えますか。賛成しますか。それとも反対しますか。そして，それぞれの理由は何でしょうか。

Q2 医療者は，死期を早めるような医学的処置を希望する患者に，どのように対応すればよいでしょうか。

Q3 患者とその家族，または患者の家族間での意見が異なる場合，医療者は誰の意見を尊重し，どのように対応すればよいでしょうか。

あなたがその場にいたら

　Yさんは自発的・積極的安楽死を望んでいる。医療者にとっては，Yさんへの治療を継続する，延命治療を停止する，さらには直接死に至らせることにより苦痛から解放する，などの選択を迫られることになる。これらの判断をめぐっては，一般社会においても，医療界のなかでも，見解の対立がみられるところであろう。

　1991年に起きた東海大安楽死事件に対し，横浜地裁は1995年の判決（医師は懲役2年，執行猶予2年）において，安楽死が認められる要件として以下の4つをあげた。すなわち，①耐え難い肉体的苦痛があること，②死期が迫っていること，③苦痛を除くための方法を尽くし代替手段がないこと，④患者本人が安楽死を望む意思を明らかにしていることである。しかし，この判決がただちに日本において安楽死が合法化されたことを意味するものではない。実際に4要件を満たすことは極めて難しい上に，それが最高裁の判決でもなく，法律も制定されていないからである。したがって，たとえYさんのように自発的な意思があったとしても，Yさんに積極的安楽死を行なう医師は有罪になる可能性が高い。

　このような現状のもとで，医療者がYさんのような患者に接する時には，少なくとも以下のような点を考慮する必要があろう。まず，間近な死を実感し，残された日々を過ごしている「死に至りつつある人」の思いをできるかぎり理解することに努め，そこからその後の方針を考えるべきである。

　その上で，手厚いケアを継続すること。その際最低限すべきことは，痛み・苦しさをできるかぎり緩和して，静かに穏やかに過ごす時間を確保することである。

　加えて，「死に至りつつある人」の語りを傾聴し，共感し，可能なかぎり共に過ごす時間をもつこと。これは医療者というより，1人の人間としての責務である。そうすることで，患者本人と家族，医療者は，残された時間をより良く共有でき，後悔の念が少しでも減らせるのではないだろうか。

参考文献

1) 宮川俊行：安楽死の倫理と論理，東京大学出版会，1979．
2) 松田道雄：安楽に死にたい，岩波書店，1997．
3) ジャネット=あかね=シャボット：自ら死を選ぶ権利，徳間書店，1997．
4) ビンディング=ホッヘ著・森下直貴，佐野誠訳著：「生きるに値しない命」とは誰のことか―ナチス安楽死思想の原典を読む，窓社，2001．

Topics

時代とともに変わる安楽死の概念

「安楽死」はもともと，自分の人生に納得し，周囲の人たちに感謝しながら，心安らかで穏やかに息をひきとる「良き死」とされてきた。死を避けられないとすれば，「良き死」こそは誰もが願うところであり，また，そうなるように援助するのが長らく医術の理想とされてきた。

ところが，19世紀の後半になると，生物医学が進展するなかで，死に瀕して苦しんでいる人に死をもたらす行為，つまり「慈悲殺」という考え方が生まれる。ヨーロッパ各地で，その変容した意味での「安楽死」を認めるように訴える医師や患者の家族が登場してくる。当地に留学していた森鷗外も，のちに小説『高瀬舟』(1916) に当時の「安楽死」への関心ぶりを示している。

しかし，法曹界や宗教界では長い間「安楽死」＝「医師による殺人」とみなされ，また，ナチス・ドイツの所業も「安楽死」を絶対悪として定着させる傾向を強めた。

状況に変化がもたらされたのは20世紀の後半，飛躍的に進歩した延命治療の経験をしてからである。それまでは助かる見込みのなかった疾患も，さまざまな技術の進歩により救命や延命が可能となった反面，意識もなく寝たきりのままで何年も生き続けるという事態が生じた。そうしたなかで，過剰な延命治療を差し控えたり取りやめたりすることで，人為的な手段をできるだけ排して，自然の生命力に委ねながら死を迎えたいと願う患者や家族が増えてきた。「安楽死」「尊厳死」「自然死」という言葉が多用される背景には，そうした患者や家族の希望がある。そして，世界各地に「尊厳死協会」などが設立された。

高齢社会に突入した現在，安楽死・尊厳死という言葉は，不治の病気や医療の現場だけではなく，介護や老いの現実とも結びつけて語られている。また，ある条件のもとで安楽死が認められた時に，同じような状況の弱者にプレッシャーがかかるのではないか，という指摘もある。今後一層，注意深く対応していくことが求められている。

Topics

合法化された安楽死

日本をはじめとしてほとんどの国では，安楽死の処置をした医師は自殺幇助罪なり殺人罪で起訴される。しかしオランダでは，1994年以来，刑法の殺人罪をそのまま残しながらも，一定の厳格な条件を満たせば違法性が阻却されるという形で，ルールに基づいた安楽死が認められている。これは事実上の世界初の安楽死法ではあった。

ただし，その本来のねらいは，非自発的な安楽死が安易に横行している現実があって，それに歯止めをかけるものであった。とはいえ，現実の進行に押されて，2001年には刑法が改正され(2002年4月施行)，安楽死が完全に合法化された。それとは別に，精神的苦痛やターミナルでない場合の安楽死が許容された判例もある。年間死亡者の3%，約3700人が安楽死を選択しているという。

オランダの隣国ベルギーでも2002年5月，安楽死合法化法案が可決された。それ以外では，アメリカ・オレゴン州で，議会にて二転三転した末に，患者が自分で薬を飲むやり方の安楽死が認められている。

case 4 ── 終末期の課題

セデーション（鎮静）

Key Word
- ホスピス・緩和ケア　　●ターミナルケア　　●セデーション（sedation：鎮静）
- アドバンス・ディレクティブ（事前指示）　　●リビング・ウイル
- チーム医療　　●コミュニケーション　　●おまかせ医療

　Yさん，56歳男性，会社員。肺がんで総合病院の緩和ケア病棟に入院中。家族は，妻Aさん（53歳），長男Bさん（23歳）。痛み・咳に対し，塩酸モルヒネ300 mg/日（持続皮下注射）を行なっているが，呼吸苦の訴えが続いている。
　ある日39℃の熱発を起こし，呼吸苦が強まった。Yさんは「苦しい，苦しい，もう楽にしてくれ」と訴えた。家族は，「苦しむのを見るのはつらい。なんとかしてください」と言う。医師Cは，Yさんの苦痛緩和には，持続的な深いセデーション以外に方法はないと考えた。Yさんはかろうじて会話はできるが，どれくらい理解しているかわからない。医師Cが家族に「セデーションを行なえば，亡くなるまで深く眠ったままになり，もう話はできなくなるでしょう。また，命を少々短くする可能性もあります」と伝えたところ，家族は「判断ができない，おまかせします」と言う。看護師Dは，つい先日，処置中にYさんが，「看護師さん，いよいよの時は早く楽にしてくださいよ」と言っていたことを思い出した。

● 当事者が望んでいること

Yさん　苦しいのでもう楽になりたい。（これが，死に至らしめてほしいということを意味しているのかは不明）。
妻Aさん，長男Bさん　苦しむのは見ていられないし，もう話ができなくなることも嫌だ。自分たちでは決められない。先生たちにおまかせするしかない。
医師C　苦痛緩和のためにはセデーションを行なう以外方法はない。しかし，患者も家族も，それを本当に望んでいるのかどうかわからない。
看護師D　「早く楽にしてください」だけではYさんが真に望んでいることはわからない。

当事者が大切にしているもの

Yさん　苦痛緩和。
妻Aさん，長男Bさん　判断できない(医師におまかせしたい)。苦痛緩和とコミュニケーションの確保も重視。
医師C　患者の苦痛緩和。患者や家族の明確な意思表示とその尊重。
看護師D　患者の意向の尊重。

このケースを考えるために

　ホスピス・緩和ケア領域におけるセデーション(sedation：鎮静)とは，「死亡前に緩和困難な苦痛から末期がん患者を解放するために，患者の意識レベルを意図的に最後まで持続的に低下させること」[1]，あるいは，より広く「意識レベルを落とすことによって苦痛を感じさせなくさせる治療」[2]と定義される。セデーションには，期間別には，一時的(temporary)，持続的(permanent，死亡まで意識を下げる)，程度別には，浅い(声をかければ覚醒しコミュニケーションがとれる)，深い(まったく応答がなくなる)ものとがある。

　「持続的な深いセデーション」は，死に至るまで患者が他者とのコミュニケーションがとれなくなるという点で，この医療行為の実施には特別の配慮を要する。日本で作成されたガイドラインの一例では，持続的セデーションの適用の要件は，①患者が他の方途では緩和され得ないさまざまな苦痛にもはや耐えられない，②セデーションをどれほど長く行なっても，それから目覚めたならば，現在の苦痛と同等以上の苦痛が再開し，かつそれにもはや患者は耐えられないであろうと見込まれる，③患者がセデーションを希望している(もしくは対応能力があれば希望するであろうと判断できる)，とされている[2]。

考えてみてください

Q1　セデーションを行なうとすれば，Yさんと家族，医療者はどのような話し合いをすればよいでしょうか。

Q2　患者の意向がわからず，家族が「判断できない，おまかせする」と言っている時には，誰が最終的に治療方針を決めればよいのでしょうか。

Q3　あなた自身は，将来自分で意思表示できなくなった時のことを考えて，あらかじめ自分に行なわれる医療行為について，意向を残しておきたいと考えますか。

あなたがその場にいたら

　セデーションという医療行為において，患者の意向が重要であることは他の医療行為と同様ではあるが，終末期になるとしばしば今回のケースのように，医療者や家族が，患者と十分なコミュニケーションをとるのが困難な場面が生じてくる。また，患者の病状が急変することもある。前もって医療者側が患者本人の意向を聞いておくこと＝アドバンス・ディレクティブ(advance directive：事前指示)が望ましいのかもしれない。

　それでも，セデーションは患者を最終的な死に直面させることになるので，最後まで希望をもち続ける患者や家族には心理的な抵抗感がある場合が多い。そのため現場では，いつ医療者側が話を始めればよいのか，タイミングが難しい。Yさんのケースでは，緩和ケア病棟入院時や，看護師DにYさんが「いよいよの時は早く楽にしてほしい」と口頭で伝えた時が，話を始めるきっかけになり得たのではないだろうか。

　また今となっては，患者の意向を十分に確認することは困難である。それでも，医療者側には，患者自身に，コミュニケーションがとれる範囲で説明をしていく努力が求められる。と同時に，家族に精神的なサポートを与えながら十分な話し合いを続け，医療者に「おまかせ」するだけでなく，家族と医療者がともに考えて最善の方法を探ることが必要である。

　Yさんのケースでは当面，浅いあるいは短期のセデーションの適応になる可能性が高い。しかし，判断に迷っているうちに患者本人の意識がまったくなくなってしまうこともあり，時機を失することも現場ではしばしばありうる。終末期の患者およびその家族とのコミュニケーションは難しい点も多々あるが，さまざまな場面で患者・家族の意向を前もって，チームとして医療者側が十分知っておくための対応を続けることから，より良い判断への糸口が見いだされてくるのであろう。

参考文献

1) 恒藤暁：セデーションの現状と課題，ターミナルケア，6(4)，257-268，1996．
2) 濱口恵子，石川邦嗣，清水哲郎，秋山守文，田村里子，菅野裕教：緩和医療におけるセデーションに関する倫理的ガイドライン，生命倫理，9(1)，89-94，1999．

Topics
広がるホスピス・緩和ケアの動き

　1989年に開催された「がん疼痛治療と積極的支援ケアに関するWHO専門委員会」の報告書では、「緩和医療とは、治癒を目的とした治療に反応しなくなった疾患をもつ患者に対して行なわれる積極的で全体的な医療であり、痛みのコントロール、痛み以外の諸症状のコントロール、心理的な苦痛、社会面の問題、spiritualな問題の解決が重要な課題となる。緩和医療の最終目標は、患者とその家族にとってできるかぎり良好なQOLを実現させることである」と定義されている。日本においては、1981年に聖隷三方原病院に初めて緩和ケア病棟が設置されて以来、ホスピス・緩和ケア病棟数は急増している。1990年には、厚生省が「緩和ケア病棟」の施設基準を定め、健康保険に「緩和ケア病棟入院料」を加えた。これは定額制で2012年から、30日以内47910円/日/患者、31日以上60日以内42910円/日/患者、61日以上32910円/日/患者で、2013年11月の時点で届出受理施設は全国で295(5880床)ある。また、訪問看護制度の導入により、在宅緩和ケアのあり方が最近盛んに議論されている。1991年には、ホスピス・緩和ケアの啓発・普及やホスピス・緩和ケアの資質の向上を目的として「日本ホスピス緩和ケア協会」が発足した(http://www.hpcj.org/index.html)。そのホームページには、設置基準や緩和ケアプログラムの基準などが掲載されている。また、アジア太平洋地域とのネットワークも結成されており、定期的にAsia Pacific Hospice Conferenceが開催されている。

Topics
アドバンス・ディレクティブ(事前指示)の現状

　事前指示は、「患者あるいは健常人が、将来判断能力を失った際に、自らに行なわれる医療行為に対する意向を前もって示すこと」と定義される。事前指示には、医療行為に関して医療者側に指示を与える、または自らが判断できなくなった際の代理決定者を委任する、という形式がある。

　前者を文書で表したものが、一般にリビング・ウイルと呼ばれている。例えば、日本尊厳死協会の「尊厳死の宣言書(リビング・ウイル)」は、①不治の病気で死期が迫っている時の、死期を引き延ばすための延命措置の拒否、②最大限の苦痛緩和処置の要求、③数か月以上の植物状態に陥った時の生命維持措置の拒否、から構成されている。

　2012年現在、会員数は12万人以上で、そのうち約8割が65歳以上である。2012年に、同協会が遺族に行なった調査によると、92%の医師は、「リビング・ウイル」を受容したという(http://www.songenshi-kyokai.com/htm)。

　事前指示によって、患者の意向が尊重され、医療者や家族が代理決定を行なう際の心理的負担が軽減されうる可能性がある。一方、事前指示の内容に具体性がなく、現場で有効でない、そもそも将来のことは予想できない、などの問題点も指摘されている。

case 5　　　　　　　　　　　　　　　　　　　　　　　脳死と臓器移植

脳 死

Key Word
- ●脳死　　●臨床的脳死　　●意思表示カード(ドナーカード)
- ●臓器移植ネットワーク　　●医療者間の意見の対立

> Aさん，47歳女性，主婦。夫Bさん(51歳)が帰宅したところ，意識を失って倒れている妻Aさんを発見。Aさんは大学病院の救命救急センターに搬送され，すぐに頭部CTスキャンが撮影された。その結果，研修医Cから家族に「脳内出血を伴ったクモ膜下出血」と説明された。30分後には自発呼吸が消失し，人工呼吸器が装着された。瞳孔の対光反射は消失し，疼痛刺激にも反応がなくなった。研修医Cは脳死が切迫している患者に効果が期待できるとの報告がある「脳の低温療法」を施行したらどうかと考えたが，医長Eは臨床的脳死状態だから保存的治療でいくべきであると考えた。この状況を見ていた娘のFさん(23歳)は，Aさんが臓器提供に同意する意思表示カードをもっていることを看護師Dに伝えた。

● 当事者が望んでいること

　　Aさん　　現時点では不明。臓器提供の意思があった。
　　夫Bさん　なんとか助けたい。意思表示カードをもっていることは知らなかった。
　　娘Fさん　助かってほしいが，だめとわかったら，父を説得して母の意思を尊重し，臓器提供をしてもらいたい(意思表示カードの家族欄には娘がサインしている)。
　　研修医C　新しい「脳の低温療法」を試して生存の可能性を追求したい。
　　医長E　　経験的に「脳の低温療法」も無駄であろうと考えている。家族の許可を得て臓器移植ネットワークに連絡をとるのがよい。
　　看護師D　どのような状態になっても，本人と家族には手厚いケアが必要である。

● 当事者が大切にしているもの

　　Aさん　　不明。
　　夫Bさん　生命の尊重。
　　娘Fさん　母の臓器提供についての意思尊重。

研修医C　医学的救命の可能性の追求。
医長E　効果が不確実な延命治療には反対。
看護師D　患者・家族への心理面をも含めたケア。

このケースを考えるために

　脳死・臓器移植に関しては長年の議論の末，1997年に「臓器の移植に関する法律」(臓器移植法)が施行され，1999年にその法律のもとで初の心臓移植が行なわれた。臓器移植法は，従来から行なわれていた心臓停止後の腎臓と角膜の移植に加え，提供者本人の臓器提供する意思表示がある場合に限り，脳死した者の身体からの心臓，肝臓，肺，腎臓，膵臓，小腸などの移植を認めたものである。

　日本における脳死状態の判定基準は，①深昏睡，②瞳孔が固定し，瞳孔径が左右とも4mm以上あること，③脳幹反射(対光反射，角膜反射，毛様体脊髄反射，眼球頭反射，前庭反射，咽頭反射および咳反射をいう)の消失，④平坦脳波，⑤自発呼吸の不可逆的消失が，6時間以上の経過の前後で確認されることとなっている。ただし現行規定では，6歳未満の者，急性薬物中毒・代謝障害・内分泌障害により上記の状態になっている者，直腸温が32℃以下の状態にある者は除外される。自発運動，除脳硬直，あるいは，けいれんが認められる者は，「①深昏睡」に相当しない。また脳死判定基準は，国際的に統一されたものはない。

　脳死状態の者からの移植目的の臓器摘出には，15歳以上の者の意思表示カードなど本人の書面による事前の意思表示と家族の承諾が必要である。脳死状態になった者が有効な意思表示カードを所持していれば，日本臓器移植ネットワークが，臓器が公正かつ適正なレシピエントに提供されるよう橋渡しをする。同ネットワークは，レシピエント登録，臓器摘出チームの編成と調整，臓器搬送なども行なっている。

考えてみてください

Q1　あなたは，脳死状態になった人からの臓器移植をどのように考えますか。賛成でしょうか，反対でしょうか。

Q2　あなたが医療従事者で，臓器移植に反対の立場であるとします。Aさんの医療チームに加わっていたとしたら，どのように行動しますか。

Q3　臓器の提供について，家族の意見が異なっている時には，医療者はどのような対応をすればよいでしょうか。

あなたがその場にいたら

　まず，Aさんのケースでは，研修医Cと医長Eとの間で意見が一致していないことが問題点としてあげられる。研修医は，効果が確立されていない治療法ではあるが，さらに生存の可能性を探ろうとしている。しかし，医長の経験では意味がないとされている。このケースのような切迫した症例では，判断が遅れると回復の可能性がある患者が脳死状態になってしまう危険がある。臓器提供を考えるのは，あくまでも初期治療を十分に行なってからのことである。

　では，十分な治療が行なわれた上で，積極的に治療を行なわないと医師側の判断がなされ，その旨を医師が家族に伝えたとする。このケースでは，次に臓器の提供をめぐって家族間で意見が異なっている点が問題となる。夫Bさんは突然のことで混乱している。娘Fさんにとっても突然のことではあろうが，母親とは少なくとも以前に今のような状態になった時のことを話し合っておいたのであろう。意思表示カードに家族として署名をしていたのも娘Fさんである。夫Bさんと娘Fさんは，この先，従来の3徴候死まで治療を継続するか，臓器提供という，母親の意思を尊重するかの決断を迫られることになる。

　このような時の現場では，どのように対応すればよいだろうか。まず考えられることは，医療従事者の誰かが調整役になり，夫と娘の話をよく聞いたりして，「大変な状況であるけれど一緒に考えていきましょう」という姿勢を示すことが必要であろう。このケースでは，娘Fさんから意思表示カードについて伝えられた看護師Dが，その役割を果たすのに適切かもしれない。

　つまり，まず夫Bさんと娘Fさんの心理状態やそれぞれの思いを十分把握し，家族をサポートした上で初めて，移植ネットワークに連絡し，移植コーディネータの話を聞いてみるかどうかを，家族に聞くことができよう。そして移植ネットワークに連絡しても，すぐ移植が決定されるわけではない。移植コーディネータが，慎重に意思確認を進めるなかで，家族の気持ちが変化した場合はどの段階でも撤回ができる。そのようなきめ細やかな患者家族への対応，支援は，医療者の重要な役割の1つである。一方患者に対しては，たとえ脳死状態であっても，意識があるものとして「言葉かけ」などをして対応する態度が医療者には求められる。

参考文献

1) 医療人類学研究会編：文化現象としての医療，メディカ出版，1992．
2) 中山研一編著：資料にみる脳死・臓器移植問題，日本評論社，1992．
3) 厚生省保健医療局臓器移植法研究会監修：逐条解説 臓器移植法，中央法規出版，1999．
4) 林勝彦：人体プロジェクト―これが脳低温療法だ，NHK出版，1997．
5) 片岡喜由：脳低温療法，岩波書店，2000．

Topics

臨床的脳死と法的脳死判定

「臨床的脳死」とは，臓器移植の要請や意思表示カードの存在を確認する以前に行なわれる臨床上の脳死判定をさす。この判定後に，意思表示カードの存在が確認され，家族が提供を申し出て，法的脳死判定が行なわれた場合に，前の診断が「臨床的脳死」となる。この呼称は「臓器の移植に関する法律」(臓器移植法)施行後，臓器提供の必要条件となった法的脳死判定に対して新たに設けられた。

「臓器移植の運用に関する指針」では，臨床的脳死判定は，19ページに示した判定基準から⑤の自発呼吸の不可逆的消失を除いたものである。臨床的脳死状態の際には，器質的脳障害による深昏睡・自発呼吸消失，原疾患の確実な診断，回復の可能性なしなどの前提条件の確認と，除外条件の確認がなされるが，大切な点は「早すぎる脳死判定の開始」を防ぐための時間でもあるということである。

Topics

親族への臓器提供

2001年7月に，脳死状態となった60代の男性の腎臓が，その男性の親族2人に提供された。ドナーが生前に口頭で意思表示を行なっており，複数の家族もそれを証言したという。いわゆるレシピエントを指定した臓器提供である。日本ではこの点について十分に検討されておらず，日本臓器移植ネットワークは，厚生労働省に相談の上，例外と判断して提供を認めた。その後，改正臓器移植法の一部が施行され，2010年1月から「親族への優先提供の意思表示」が可能になった。

レシピエントを指定する臓器提供(directed donation)においては，「移植を受ける機会は公平に」という考え方と，「臓器提供者の意思の尊重」という考え方がある。レシピエントを指定する臓器提供を無制限に認めれば，親族でなくともよいわけで，臓器売買にもつながるという議論もある。ある国では，特定の人種にしか提供しない，というドナーカードを所持していたケースもあるという。

Topics

脳低温療法

日本大学救急医学科・林成之教授の開発した，「脳死状態」が切迫した患者の治療法。患者の全身管理を行ないつつ，体温を32℃くらいまでに冷却して脳代謝を抑えることにより，初期の脳損傷を最小限にとどめ，「脳死状態」への移行を回避するもの。

case 6 在宅患者への医療・介護

老年期の課題

Key Word
- ●患者の判断能力 ●代理決定 ●成年後見制度 ●地域医療
- ●介護保険制度

> Aさん，86歳女性，無職。4年前に夫を亡くしたあと，村で1人暮らし。最近村の保健医療福祉関係者が集まる会議で，保健師HからHから、「Aさんが夜中に家の周りをうろうろするような行動があると近所の住人から話があり，認知症が始まっているのではないか」という相談があった。また，ヘルパーIからも，1日何も食べないでぼうっとしていたり，火の消し忘れで鍋を焦がしたことがあるとの話が出た。
>
> Aさんは保健師Hの勧めで村の診療所の医師Mを受診したが，少し難聴が認められたのみで，意識は明瞭，話のつじつまも合っており，明らかな認知症とは診断できなかった。
>
> 息子は2人いるが，それぞれ遠く離れた都会に住んでいる。保健師HがAさんの今後の対応を相談しようとするが，なかなか村には帰って来られず，直接相談ができない。電話では息子たちは「母は自由に生きてきた人で，今さら都会に連れて来ても，こちらの生活になじむのは難しいだろう」と言う。また，自分たちの子どもがちょうど受験期であることも引き取りたくない理由らしい。Aさん自身は住み慣れた家や友だちから離れるのが嫌なので，息子のところには行きたくないが，息子家族が村に帰って来て同居してくれるのであれば嬉しいと言っている。

● 当事者が望んでいること

Aさん 住み慣れた土地で，1人で勝手気ままに暮らしたい。できれば息子たちが村に帰って来て一緒に住んでほしい。

息子たち このまま1人暮らしを続けてほしい。自分たちの暮らしは変えたくない。

保健師H，ヘルパーI 火の不始末から火事にでもなると心配。知らない間の孤独死といった事態は避けたい。状態が悪化するようであれば短期入所施設などに入ってほしい。

医師M 本当に認知症なのか診断したい。治療で改善する認知症もあるので，そのための必要な検査をさらに行ないたい。

当事者が大切にしているもの

Aさん 自分の意思。現在の生活。
息子たち 母親の考えの尊重。介護負担の軽減。
保健師H,ヘルパーI 本人および近隣の人の安全。
診療所の医師M 正確な医学的な診断に基づいた助言。

このケースを考えるために

　認知症は大きく，Alzheimer性認知症と脳血管性認知症とに分けられる。Alzheimer性認知症はこれまでとはまったく異なった人格を呈する進行性の疾患であるが，脳血管性認知症では病状は動揺性で，比較的それまでの患者の人格は保たれ，また治療によって症状が軽減する場合もある。脳血管性認知症の場合，判断能力は急にすべてが失われるわけではなく，日によって，あるいは1日のうちでも調子の良い時と悪い時があり，また応対する人によっても判断能力は異なってくることがある。そのため，認知症患者の判断能力の評価という点が問題になる。

　また，これまでは，同居している家族が判断能力の低下した高齢者に代わってさまざまな決定をする場合が多かったが，最近はAさんのように家族が離れて住んでいる場合や独居高齢者も多く，緊急の場合，誰が患者の代理決定者になるのかが問題になっている。判断能力の低下した高齢者を保護し，支援するなどの目的で2000年4月より新しい成年後見制度(25ページ参照)が施行されている。

考えてみてください

Q1 Aさん自身や家族の希望は，どの程度尊重されればよいでしょうか。

Q2 Aさんの判断能力は，誰がどのように評価すればよいでしょうか。

Q3 Aさんに判断能力がないと考えられる部分は，誰が代わりに決定すればよいでしょうか。

Q4 近隣の住人への危険について，医療者はどのように対応すればよいでしょうか。

あなたがその場にいたら

　高齢化が急速に進むなか，判断能力の低下した人々の意向をどこまで尊重し，その人の人生を支えていけばよいか，また誰が代理決定者として判断を行なったらよいのであろうか。以下の3つの観点から考えてみる。

　判断能力について：Aさんの判断能力の低下が一時的なものか，その原因が病気によるものなのかについての十分な医学的な評価をすることが必要である。もし病気の場合，それが治療によって改善するものかどうかを検討し，必要な検査や治療を始める。認知症の原因・程度を医学的に正確に診断することが患者の判断能力を評価していく上で重要である。しかし，実際に判断能力の低下といっても，「簡単なことは自分で決められる」というレベルから，「まったく自分で決められない」というレベルまでさまざまである。また判断能力の低下については，必ずしも医師のみではなく，他の医療従事者や一般人でもある程度の評価が可能である。もし，出火や他者に傷害を加えるなどで法的責任が問われかねない事態が生じた際には，精神鑑定が行なわれることになる。

　代理決定について：代理決定のあり方には，代替判断(substituted judgement：本人の意向があらかじめわかっている場合それを代弁する)と，最善利益判断(best interest judgement：本人の意向がまったくわからない場合，第三者が本人にとって最善であるであろう，幸福を増進するであろうと推測して行なう判断)とがある。代理決定者になりうる人としては，家族，医療従事者，後見人などさまざまである。Aさんの場合は，現時点で意向をあらかじめある程度聞いておくことが可能である。また，Aさんや息子たちと相談して，Aさんが急に病状が悪化して自分で判断ができなくなった際の後見人的な人を決めておくこともできる。新しい成年後見制度の活用も有効になるかもしれない。

　多職種連携について：医師，保健師，ヘルパーなど多職種の保健医療福祉スタッフがそれぞれの立場からAさんのサポートを続け，定期的な情報交換を行なうことが大切である。具体的には，電磁調理器などを使用するように勧めたり，可能であれば，近所の人たちまで含めたチームによる見守りが必要であろう。そしてどうしても，Aさんの身体を保護する必要があると判断された時には，施設入所などを強く勧める必要が出てくる。その際は，息子にも協力を求めることになるだろう。

参考文献
1) 白浜雅司：介護保険におけるチームアプローチ，治療，82(3)，97-100，2000．
2) 法務省：「新しい成年後見制度」の解説ホームページ，http://www.moj.go.jp/
3) 黒川清編：必携在宅医療・介護基本手技マニュアル，586-605，永井書店，2000．

Topics
新しい成年後見制度の要点と現状

新しい成年後見制度は，自己決定と本人の保護の調和を目的として，より柔軟かつ弾力的で利用しやすい制度をつくることをめざして，以下のように民法が改正され，2000年4月1日より施行されている。

1) 軽度の精神上の障害のある人にも対応した法定後見制度

従来の禁治産，準禁治産の制度を「後見」「保佐」「補助」の制度に改めている。「補助」の制度は，軽度の精神上の障害により，判断能力が不十分な人のために新設された制度であり，本人の意思を尊重しながら，本人の同意のもとで，特定の契約等で「補助人」の支援を受けられることとしている。

2) 適切な保護者の選任が可能

本人の保護体制を充実するため，家庭裁判所が適切な保護者(成年後見人・保佐人・補助人)を選べるようにしている。保護者を複数選んだり，法人を選ぶことも可能になり，場合によってはその成年後見人がきちんと本人の後見をしているかを監督する成年後見監督人も選任することもできる。

3) 自己決定と本人の保護を重視した任意後見制度

本人が前もって成年後見人に，自分の判断能力が不十分になった場合の財産管理，身上監護の事務について代理権を与える「任意後見契約」を，公正証書で結んでおくことができる。

4) 身寄りのない人の保護

身寄りがない等の理由で，申し立てをする人がいない人々の保護を図るため，市長村長に法定後見開始の審判の申し立てをする権利を与えている。

5) 医療への同意権

立法担当者は，成年後見人には治療への同意権はないと明言した。したがって，患者に家族がある場合には，これまでどおり家族の意向を尊重した医療が行なわれるだろう。しかし，家族以外の弁護士などが成年後見人になっている場合などには，どうしたらよいのか。家庭裁判所によっては，成年後見人に治療への同意権を付与するところもある。とくに，人工呼吸器の扱いをめぐってなどは，医療者には慎重な対応が求められる。

2011年1月から12月までの1年間に3万1402件の申し立てがあった。約93%が認容されており，2か月以内に終局したものは全体の79%と，審理期間は短縮される傾向にある。申し立て人は，本人の子どもが最も多く約38%，次いで兄弟姉妹約14%となっている。成年後見制度を受ける本人は，男性では，80歳以上が最も多く全体の約34%，次いで70歳代が約24%である。女性でも，80歳以上が最も多く全体の約61%で，次いで70歳代が約21%である。申し立ての動機としては，財産管理処分を主とするものが最も多く，次いで介護保険契約，身上監護，遺産分割協議となっている(最高裁判所事務総局家庭局：成年後見関係関係事件の概況－平成23年1月-12月)。

case 7 老年期の課題

認知症高齢者のリハビリテーション

Key Word
- 認知症高齢者の意思
- 訪問リハビリテーション
- 療養者と介護者のQOL
- チーム医療
- ケアマネージャー

　Aさん，86歳男性，無職，長男夫婦と3人暮らし。地方都市に住むAさんは，物忘れ・不潔行為や家の内外をうろうろするなどの認知症の症状が出ていたが，施設への通所や訪問介護サービスを嫌がり，嫁Bさんの介護を受けて在宅で生活していた。嫁BさんはAさんの介護で疲労している。1か月前にAさんが脳梗塞を起こして入院した。後遺症として右半身の麻痺が残ったため，入院時はリハビリを受けていた。
　退院時，主治医Cはリハビリを含めた訪問看護を依頼した。Aさんは退院して自宅に戻って来たもののリハビリをしようとせず，1日中寝たまま過ごしており，嫁Bさんは「寝たきりのほうが介護しやすいからリハビリはしなくてよい」と言う。訪問看護師Dはこの状況を見て，これでよいのか悩んでいる。

当事者が望んでいること

Aさん　リハビリはきついのでしたくない。どうせ良くならない。

嫁Bさん　身のAさんはリハビリをしたがらないし，私も日々の世話を考えると身のAさんが動かないほうが楽だ。介護負担がこれ以上増えるなんて耐えられない。寝たきりのままでよい。

主治医C　早期リハビリで関節の拘縮や筋力の低下を防いだが，寝たきりになる可能性が強いので，リハビリを継続したほうがよい。必要なら訪問リハビリを依頼しよう。

訪問看護師D　Aさんの身体的な残存機能の維持，認知症の症状の悪化を防ぐためには寝たきりはよくない。リハビリをしたほうがよいが，継続するには嫁Bさんの協力は不可欠。嫁Bさんの立場になると寝たきりのほうが介護が楽だというのも，理解できなくはない。Aさんと嫁Bさんの状態を考えるとリハビリを積極的に進めることが適当かどうかわからない。

当事者が大切にしているもの

Aさん　当面の快適。自宅での安楽な生活。
嫁Bさん　自分の生活の安寧。良い嫁としての役割・責任と自尊心。世間体。
主治医C　医学的見地からみたリハビリの必要性。
訪問看護師D　Aさんの自立した生活への援助。介護者であるBさんとAさん両者の幸福。

このケースを考えるために

　脳梗塞を発症すると，以前は安静臥床期間が長く筋力低下や関節拘縮が起こり，いわゆる「寝たきり」になる高齢者が多かった。近年，発症後早期の急性期リハビリテーションを行なうことによってこのような障害を予防でき，残された機能の維持と日常生活動作(ADL)の再獲得，生活の質(QOL)の向上に役立つことがわかってきた。そして，多くの医療機関が急性期リハビリテーションに取り組んでいる。

　リハビリテーションは回復期も続けられ，定期的に効果を評価しながら，理学・作業療法士などによる訓練が計画的に進められる。訓練の成果が目標に達し，症状が安定すれば退院となり，患者は自宅や別の施設へ移っていく。自宅に戻る場合は，入院中から患者の障害に応じた家屋の改造，補助具の取り付けなどの環境整備と介護方法について介護者へ指導が行なわれ，在宅での療養生活の準備が進められる。現在，在宅介護や在宅リハビリテーションを援助するためのさまざまなサービスが整備されてきている。

考えてみてください

Q1 あなたは，Aさんはリハビリをしないほうがよいと思いますか。それとも，嫌がっていてもリハビリを続けさせたほうがよいと思いますか。

Q2 あなたが嫁Bさんの立場だったら，どのようにふるまうでしょうか。

Q3 リハビリテーションを行なう際に，患者，介護者にとって大切な姿勢はどのようなものでしょうか。そして，医療者はどのようにかかわればよいでしょうか。

あなたがその場にいたら

　高齢者介護の現場で，物理的環境より重要なことは，患者自身の自立したいという意欲と，介護者のサポートしようとする気持ちである。いかにサービスが整備されても，本人の意欲がなくては効果を上げることは難しい。

　このケースのように，高齢で認知症の症状がある場合，本人がリハビリの効果を十分理解できていないために，その参加意欲を第三者が十分に判断できない場合もある。また，介護者にとっていわゆる「歩く認知症」の介護負担は非常に大きい。行動範囲の拡大が介護負担増につながる場合，家族の介護能力をふまえた介護およびリハビリ内容を考えていくことが現実的といえる。

　そのために，Aさん，Bさん夫婦，主治医C，訪問看護師D，その他ホームヘルパー，理学・作業療法士などのスタッフ全員でAさんの身体症状，麻痺の程度，性格，認知症の症状，過去の問題点などについて話し合い，状況に応じたリハビリを継続的に援助することが必要である。

　また，療養者・介護者双方のQOLを保ちながらの在宅介護を考えた場合，「歩く」ことを重視するのではなく，「快適な療養生活を送る」ことを目標とすることもポイントであろう。食事・排泄・着替えなどの介護時に数回ずつの関節や筋の運動を取り入れながら，ベッド周囲の環境整備，規則正しい生活リズムの習慣を守るといったことがAさんのADL維持とQOL向上に有効な手段の1つと考えられる。その際，Aさんを励ましたり褒めたりして，心理的なサポートに配慮することも大切である。

　主介護者である嫁Bさんには定期的な休息が必要である。訪問看護師などが相談相手になることを伝え，療養者であるAさんの安楽な療養生活を継続しつつ介護負担が軽減できるような方法を共に考える。リハビリを日常介護のなかにどのように取り入れるかなど，「継続」に向けて援助していくことが，医療者には求められる。

　さらに長期的には，Bさんが介護負担で倒れないために，副介護者として例えばAさんの息子である，Bさんの夫にも介護を分担してもらい，必要に応じて介護サービスを導入することも考えていく。訪問看護師Dやケアマネージャーが調整役となり，チーム内で情報交換をしながら療養者・介護者双方のQOLを維持していくことが望まれる。

参考文献

1) Shaw MW編・老人の専門医療を考える会訳：高齢者ケアへの挑戦—アセスメントからアプローチまで，医学書院，1997．
2) Sherman B著・江藤文夫監訳：痴呆性老人のふれあい介護マニュアル，医歯薬出版，1993．

Topics

急性期リハビリテーションの意義

　従来，脳卒中を発症した患者は一般病院に入院し，安静を基本にして治療を受けたのちにリハビリが開始されるのが一般的だった。しかし最近では，脳卒中による障害が生じた時，二次的合併症予防，早期離床を目的とした急性期リハビリテーションが早期から開始されるようになってきている。

　急性期リハビリテーションでは，患者の自覚症状・バイタルサインに注意しながら，発症直後からベッドサイドでの訓練が開始される。理学療法士・作業療法士による関節可動域訓練と座位耐性訓練から始まることが多いが，徐々に生活リハビリとして食事や排泄行動の基礎となるような動作の訓練も開始され，症状が安定してくるとリハビリ室へ移動しての専門的な機能訓練へと進む。急性期リハビリテーションを行なうことで機能回復と廃用性症候群の予防につながり，脳卒中の後遺症を最小にして寝たきりを予防することに効果的である。効率的な急性期リハビリテーションを医療チームで連携しながら行なうことにより，慢性期リハビリテーションへの継続に役立つだけでなく，日常生活動作(ADL)の改善，生活の質(QOL)の向上，在宅介護への移行がスムーズになると考えられている。そのため，急性期リハビリテーションを積極的に取り入れる病院が急速に増えている。

Topics

地域における要介護者のニーズに合ったサポートシステム

　2000年4月に介護保険がスタートしてから2年以上が経過した。しかし，各自治体による在宅介護の利用率にはばらつきがあり，各自治体の予算額に比べ給付実績は下回っており，サービスが十分に利用されているとはいえない状況にある。「他人(ヘルパー)を家にあげたくない」「できるかぎり家族で介護する」などが理由であるという。それでは，地域における介護はどのようにあればよいのだろうか。

　視点は高齢者だけでなく，若年者にも目を向けてみる必要がある。身体障害者のうち，18歳未満の障害児については在宅率が非常に高く，1996年の調査では全国で9万人，そのうち8万2000人が在宅である。また，養護学校には約8万人が在籍している。しかし，普通学級への通学を希望する障害児や保護者も多く，地域で生活を送る身体障害児への個別の支援も考えられなければならない。

　大阪市で，人工呼吸器を付けながら普通中学に通学している例がある(読売新聞，2000年9月4日付)が，このケースでは訪問看護師，養護教諭，巡回看護指導員(大阪市のみ)，保護者，担任教諭などの連携がそれを可能にしている。在宅におけるケアは家族，訪問看護師，ボランティアによってなされているという。それぞれの要介護者の意向，ニーズに合わせた地域のサポートシステムがこれからさらに求められていくことであろう。

case 8

青年・成人期の課題

HIV/AIDS

Key Word
- エイズ（HIV/AIDS）
- 個人情報の保護
- 守秘義務
- 警告義務
- 他者への危害
- 公衆衛生
- エイズカウンセリング

> Kさん，21歳男性，大学生。今年夏休みに外国へ旅行した折，売春宿にて買春した。帰国後，全身倦怠感，微熱などの体調不良があり，HIV感染あるいは他の病気の心配が強くなった。そのため，ガールフレンドTさんとの性行為を控えていた。しかしまもなく，TさんはKさんの態度に不信感をもちはじめた。
>
> Kさんは，近医を受診し，医師Bに経過を説明した。医師Bは，一般の血液検査に加え，HIV抗体検査を受けることを勧めた。Kさんは，同意して検査を受けたところ結果は陽性であった。しかし，看護師Dには，通院を続けると自分が感染していることが他人に知られてしまうのではないか心配だ，と伝えた。

当事者が望んでいること

大学生Kさん HIV抗体が陽性でショック。今後のことが心配。また，他人に結果が知られるのは嫌だ。しかし，ガールフレンドのTさんには感染させたくない。
ガールフレンドTさん Kさんとの以前と同じような恋愛関係が続くこと。
医師B 確定診断を行ない，早急に検査・治療を開始しなければならない。
看護師D KさんとTさんの今後の関係が良くなること。Kさんの心のケアも必要だ。

当事者が大切にしているもの

大学生Kさん Tさんと自分の健康。
ガールフレンドTさん Kさんとの恋愛関係。
医師B Kさんの医学的診断と治療。Tさんの健康。
看護師D Kさんの心のケア。Tさんの健康。

このケースを考えるために

　日本における HIV 感染者数は，血友病患者の非加熱血液製剤による感染が多いとされてきたが（2000 年 5 月において 1430 名の感染者），昨今，若年者の性行為による感染の増加が深刻な問題となってきている。感染経路は同性間および異性間が半々で，特に異性間感染が急増しているという。2002 年 3 月 31 日において，感染症法の報告に基づく日本における HIV 感染者数は 4649 名，AIDS 発症者は 2311 名である。献血における HIV 抗体陽性率は 1.14/10 万件（2000 年）で，10 年前の 2 倍である。日本では避妊法としてコンドームの使用が諸外国に比べて高いことから，HIV 感染拡大への取り組みが遅れてきた側面がある。最近の調査では，若年層におけるコンドームの使用が低下していることが明らかになり，今後の異性間感染の増加がさらに強く予想される。

　HIV に感染した者の 10～15% に，3 年から 5 年で AIDS が発症するとされてきた。しかし，最近の治療法の発展により，HIV に感染はしていても，AIDS 発症を遅らせる抗 HIV 多剤併用療法が飛躍的に進歩してきている。HIV ワクチンの開発はいまだ成功していない。そのため，HIV 根絶ではなく「共生」という考え方も提案されてきている。

　なお，保健所などにおいては，プライバシーが配慮されるよう，匿名で HIV 抗体検査ができるような制度が確立されている。また医師は，HIV 抗体検査を行なう際に，患者の同意を得なければならない。

考えてみてください

Q1 K さんは，ガールフレンド T さんに，HIV 抗体陽性であったことを伝えるべきでしょうか。

Q2 医師 B は，T さんに K さんが HIV 抗体陽性であるということを伝えてもよいでしょうか。

Q3 医師 B と看護師 D は，現時点で K さんにどのような助言を与えればよいでしょうか。

あなたがその場にいたら

　このケースの中心的な問題は，個人情報保護，医療従事者の守秘義務と警告義務，感染拡大による公衆衛生的な公益等を，どのように考えるかという点である。
　Kさんは，治療のために通院を続けると，誰かに知られてしまいプライバシーが保護されないのではないかという心配をもっている。自分がHIV感染者であるとわかれば，不当な差別を受ける可能性もある。医療従事者は，診療上知り得たことについての守秘義務がある。しかし，1999年に「エイズ予防法」に代わって「感染症の予防及び感染症の患者に対する医療に関する法律」が定められ，HIV感染者を発見した医師は，疾患発生届けを保健所に提出することが定められている（個人名，住所はなし）。この際，個人情報の保護で注意すべきは，保険のレセプト，福祉手続き書類，診断書などに個人情報が記載されているため，これらを扱う医療関係者には厳格な守秘義務が求められる。
　それでは，医療従事者に守秘義務があるとしても，Kさんの身近にいるガールフレンドのTさんに対してはどうであろうか。Kさんがもし今後もTさんと交際を続けていこうとするならば，事実を率直にTさんに伝えるべきである。しかし，Kさんが黙っていようとする時には，医療従事者はどう対応すればよいだろうか。Tさんは感染の危険にさらされることになる。それでは医療従事者は，Tさんに対してKさんが感染していることを伝えてもよいだろうか（警告義務）。1987年の「HIV医療機関内感染予防の手引き」（厚生省）には，原則として本人の同意を受けた上で家族に説明できる，とある。いくつかの国では，配偶者や性的パートナーに医療従事者が伝えることを条件付きで認めている国もあるという[1]。日本においては，現在その制度はない。
　医師Bや看護師Dは，まずはTさんに感染したことを伝えるよう，Kさんを説得する必要があるだろう。さらに，Kさんが今後性交渉を行なう場合，相手に与えるリスクについても十分説明し，コンドームの使用などを指導しなければならない。感染拡大を予防するための公衆衛生上の問題でもある。
　いずれにしても，Kさんにはとても耐え難い，つらい状況が続くことになる。医療従事者には，Kさんのように HIV 感染が明らかになった患者には細心の配慮をもって対応し，HIV 感染者に対するカウンセリングを勧めたり，他の支援情報を与えることが求められる。

参考文献

1）エイズ＆ソサエティ研究会議編：エイズを知る，角川書店，2001．
2）栗原敬：入門「エイズ学」，化学同人，1997．
3）Mann J & Tarantola D編・山崎修道，木原正博監訳：エイズ・パンデミック―世界的流行の構造と予防戦略，日本学会事務センター，1998．

Topics

HIV 感染をめぐる日本の訴訟事例

　HIV 感染者に関わる訴訟事例は日本において多くはないが，すでにいくつか判決が出された事例がある。例えば，ある大学の歯学部学生は同大学の医学部附属病院を受診していたが，病院の医師が，歯学部教授にその学生の HIV 感染症についての情報を伝えた。このことが守秘義務違反に問われたが，歯学部内での臨床実習の可否について検討する資料と，健康状態を把握し学生生活を支援するためのものであった，などの理由で被告は診療契約上の守秘義務に違反しないとされた（東京地裁平成 11 年 2 月 17 日判決，『判例時報』1697 号 73 ページ）。また，ある会社員が，派遣先の会社の健康診断で HIV 抗体陽性であることが明らかになり，その情報が派遣元の会社に伝えられたあと，会社を解雇された。その会社員は，HIV に感染していることを理由にした解雇は無効であると訴え，裁判所はそれを不法行為と判断した例もある（東京地裁平成 7 年 3 月 30 日判決，『判例時報』1529 号 42 ページ）。

Topics

ピア・エデュケーション

　性や HIV/AIDS の問題について，若者自身に考えてもらうのに適した方法として，近年ピア・エデュケーションを取り入れる動きが広まっている。

　「ピア」とは「仲間」を意味する。ピア・エデュケーションは，同じ世代・立場の「仲間」が，知識を教えるのではなく，自分の知っていることを「仲間」に伝えるという形をとる。情報を伝える側はピア・エデュケーターと呼ばれる。「上」から「下」へと教えられるのではなく，センスの近い服装をしたピア・エデュケーターから日頃自分たちの使う言葉で語られることを共有・共感し合いながら，共に学び合っていこうというものである。

　性や HIV/AIDS に関するピア・エデュケーションで大切なものは，ピア・エデュケーターも含めた参加者間の信頼関係（ラポール）である。ラポールを形成するための方法論には正解がなく，なかなか難しいものである。にもかかわらず，状況に応じてゲームを取り入れてみたり，ダンスなどで体を動かしてみたり，替え歌でメッセージを伝えたりと，さまざまな工夫をすることで一体感を生み出していくピア・エデュケーターを目にすると，多くの大人は改めて若者の力を感じるという。しかし，傍目には頼もしく見えるピア・エデュケーターも，同世代の仲間からみればやはり同じ仲間の 1 人であるところに，ピア・エデュケーションの特色がある。

　ピア・エデュケーションの受講やピア・エデュケーター養成についての情報は APE（エイズ・ピア・エデュケーション）事務局のホームページ（http://www.aidscamp.com/）から得られる。

case 9　青年・成人期の課題

人工妊娠中絶

Key Word
- 人工妊娠中絶　　●母体保護法　　●性規範　　●性教育　　●親子関係
- 家族観

　Hさん，18歳女性，航空専門学校生。パイロットを志している。しばらく前から同じ学校の同級生のN君と付き合うようになった。試験を間近にひかえた頃，体調が良くなく生理も遅れているので，心配になって病院の内科を受診した。すると，内科医から産婦人科に行くよう指示され，検査の結果，妊娠していることが明らかになった。産婦人科の医師Yは妊娠や出産について説明した。その際Hさんは，看護師Mに産めない可能性があると言った。看護師Mは，もしも中絶するのであれば医学的には早いほうがよいことを伝えた。Hさんは悩んだ末，とうとうN君に相談した。Hさんの両親には隠しているつもりだったが，N君が両親に事情を打ち明けてしまった。

当事者が望んでいること

　Hさん　いろいろ考えたが，産んで育てるのはとても無理だと思う。
　N君　生活費は自分が稼ぐし，Hさんの夢の実現にも協力するから，産んでほしい。
　Hさんの父親　夢の実現も中途半端だし，結婚もしていないので，出産には反対だ。
　Hさんの母親　せっかく授かった命だから，産むことを考えたらどうか。私が育ててもいい。
　産婦人科医Y　相手の男性や親とよく相談してほしい。基本的には依頼者の希望に沿いたい。
　看護師M　産めない理由など，相談にのって助言してあげたい。

当事者が大切にしているもの

　Hさん　N君への愛情，将来の夢，女性としての自立。
　N君　Hさんへの愛情，責任，協力，将来の夢。
　Hさんの父親　結婚制度，けじめ。
　Hさんの母親　生命の尊さ，女性の幸せ。

産婦人科医 Y　患者の希望，患者の安全。
看護師 M　当事者の心のケア。

このケースを考えるために

　厚生労働省の発表によると，届け出のあった人工妊娠中絶件数は，1955 年の 117 万件がピークで，それ以降下がり続け，2001 年には約 34 万件である。ただし，未届けのいわゆる「闇」中絶を計算に入れると，実数はその 3 倍程度とも想定されている。また，厚生省（当時）の 1998（平成 10）年の母体保護統計と人口動態統計によれば，中絶件数は全妊娠件数の 5 分の 1 強になる。注目すべきは中絶の低年齢化で，10 代の妊娠の 66.5％ が中絶されているという。

　1948 年に制定された優生保護法は，1996 年に優生学的な事項を削除して母体保護法に改正された。しかし，そのなかにおいても中絶に関しては母体の健康にかかわる条項で認められている。母体条項のなかの「経済的理由」（1949 年に付加）を拡大解釈すれば，事実上ほとんどいかなるケースにも適用できるため，中絶のしやすさという点では日本は世界でも有数の国である。なお，母体条項とは別に，母体外での胎児の生育能力（viability：バイアビリティ）を勘案した週数（22 週未満）の規定がある。

考えてみてください

Q1 あなた自身は人工妊娠中絶をどのように考えますか。認められるとすればどのような理由からでしょうか。

Q2 H さんと N 君，H さんの両親の考えが異なる場合，最終的には誰が判断すればよいでしょうか。

Q3 医療者は，医学的診断や情報提供をする以外に，このケースではどのような対応を行なうことが望ましいでしょうか。

あなたがその場にいたら

　人工妊娠中絶の理由はさまざまである。世間体，学業や仕事との両立，人生設計・ライフスタイル，住居の狭さ，育児と介護との重なり，レイプ，先天性異常のリスク，母体の危険などがある。また，経済面の困窮もある。中絶が選ばれる場合，それらの「やむを得ない事情」と「赤ちゃんを殺してはいけない」という気持ちとの葛藤を経ることが多い。従来，中絶手術を受ける女性の多くは30代から40代であるとされてきた。しかし，近年の若い世代の性行動・性規範の変化を考慮すれば，中絶の選択に直面する若年者の数が増え続けていくことが予想される。

　さて，HさんのケースはEは，女性の職業的自立を中心にしてさまざまな要因が絡み合っている。Hさん自身やN君，親の考え方はそれぞれはっきりとしている。また，中絶するかどうかは女性の自己決定の問題であるという議論もある。しかし，どのような結論になろうとも，医療者は中絶の問題に関して決して安易な態度で臨んではならないだろう。当事者の話に耳を傾けながら，家族で話し合う場を設けることも必要だろう。それでも中絶が選択される時は，処置後の心理的サポートを丁寧に行なうことが求められる。

　加えて，中絶は個人の問題ではなく，社会の問題として捉えることも大切である。「望まない妊娠」を避けるための教育を行なうと同時に，女性が仕事をしながら子どもを産み，育てることができる環境を充実させるための制度が不可欠である。さらに，子どもをもつこと，新しい世代を育てること，大人としての責任，結婚すること，家族となること，パートナー同士の関係，人生の幸福などを語り合えるような人間関係・家族関係を普段から培っておくことも必要である。

参考文献

1) 佐藤和夫：性のユマニスム，はるか書房，1992.
2) ロジャー=ローゼンブラット著・くぼたのぞみ訳：中絶—生命をどう考えるか，晶文社，1996.
3) 森下直貴：死の選択—いのちの現場から考える，窓社，1999.

Topics
さまざまな価値で揺れる人工妊娠中絶 —— 最近の世界的動き

　人工妊娠中絶の是非についての議論の歴史は長い。そこには宗教的理由，経済的理由，人口調節政策としてなど，さまざまな背景がある。2002年に入ってからの世界の動きを少し追ってみよう。

　米国は共和党ブッシュ大統領になってから，反中絶色をさらに強くしている。例えば，2002年7月には，途上国の人口政策援助などを担う国連人口基金に約3400万ドル（約40億円）の拠出予定を中止した。2001年には「人工妊娠中絶された胎児の組織を用いる研究を認めない」とも発表した。

　ところが，国民の95%がカトリック教徒であるアイルランドでは，2002年3月に，中絶の規制強化をめざした中絶関連法の政府改正案が否決された。同国では，憲法で原則的に中絶は禁止されているが，その例外事項をさらに厳しくする案であった。一方，スイスでは長く中絶は原則禁止されてきたが，2002年6月2日に，妊娠12週目までの中絶を合法化する刑法改正案が，賛成72.2%の大差で国民投票において承認された。保守的といわれるスイスでも，女性の選択権が承認されつつある過程を反映したものであるのかもしれない。

　また中国では，広東省政府が，胎児の性別を理由に中絶することを禁じる条例改正を行なったという。将来の稼ぎ手となる男子の希望が多いという背景があるようだ。そして，「計画生育法」が2002年9月より施行されるという。この法律は，初めて男性の育児権を保証しており，女性は男性の同意がなければ中絶できなくなる。女性の選択権や自己決定がどのように扱われていくのか，経過に注目する必要がある。

　このように，現在も人工妊娠中絶の議論は続いており，それらは，その地域，その時代の価値をさまざまな形で映し出している。

Topics
若者の性行動調査

　最近の若者の性行動に関する調査によれば，性行為を行なう相手数が多い者のほうが，特定の者を性行為のパートナーとしている者よりコンドームの使用率が低いことが示されている。これは，男性側の問題ばかりではなく，多くの男性と性交渉を行なう女性が男性にコンドーム使用を求めない傾向にあることなども関係しているという。

　性教育においてコンドームの話を取り上げることは性行為を助長するとの指摘がある一方，そのことよりHIV感染の増加を防ぐことのほうが優先されるべきとの意見もある。最近はピア・エデュケーション（33ページ参照）の手法でHIVに関する基礎知識や予防方法を伝える動きもみられている。

case 10 小児期の課題

子どもへの病気説明

Key Word
● 子どもの人権　●親権　●代弁（advocacy）　●真実を伝えること

> Mさん，14歳，女子中学生。総合病院の小児病棟に入院中。家族は50歳の父親，45歳の母親と16歳の兄。Mさんは1年前に貧血で受診した。急性白血病と診断され治療を受け，いったん軽快して退院したが，再入院となった。Mさんは神経質な性格で，最初の骨髄穿刺時に過換気症候群を起こしたことがある。両親の希望で，Mさんには主治医Cから「悪性の貧血」という説明がされており，これまで本人はそれで納得していた。しかし最近目が見えにくくなり，検査の結果，白血病の進行によることがわかった。Mさんは「貧血と目は関係ないのにおかしい」と主治医Cに言っているが，主治医Cは「病気のことは医師にまかせて」とはっきりした説明をしない。看護師Dはこの状況を見て，これでよいのか悩んでいる。

当事者が望んでいること

Mさん　症状に関する疑問に答えてほしい。
両親　Mはまだ子どもでつらい話をするのはかわいそうだ。悪い病気が進行しているという説明はしないでほしい。
主治医C　Mさんは神経質で，説明後の不安に耐えられないかもしれない。未成年であり，保護者である両親の希望もあるので今まで通りの説明でよい。
看護師D　Mさんは中学生で病気について理解し，受けとめる力があるはず。現状に疑問を抱きはじめているので，この機会に詳しい説明をしたほうがよい。

当事者が大切にしているもの

Mさん　知る権利，自己決定。
両親　Mさんの安寧・幸福。無害。
主治医C　Mさんの安全，治療成績の向上。無害。
看護師D　Mさんの知る権利，真実を伝えること。

このケースを考えるために

　日本では従来，成人と同様に子どもに対しても，悪性疾患の場合は病名等を伝えないほうが望ましいと考えられてきた。小児がん医療における小児科医を対象とした調査では，約65%の医師が病名を伝えたことがないと回答し，原則としてすべての小児患者に病名を伝えている医師は小児がん専門医の10%と推定された[1]。

　しかし近年，小児がんの治療技術の進歩と救命率の向上を踏まえ，子どもへの病気説明を積極的に行なっている施設もある。例えばある国立の小児病院において，1990年から小児がん患者に病名を含めた説明を行ない，のちに病気説明を受けた悪性疾患患児に対する質問紙調査やインタビューを行なったところ，患児の70%以上が病気説明に賛成し，知らせる時期は発病後できるだけ早く，年齢は10歳なら理解できると回答した者が多かったと報告[2]されている。

　なお，父母が未成年の子どもに対してもつ権利と義務を「親権」といい，それをもつ者を親権者と呼ぶ。民法では子どもの居場所を指定する権利，子どもを懲戒する権利，子どもの職業を許可する権利等を定めている。

考えてみてください

Q1 子どもの場合，何歳くらいならば，理解力・判断能力があると考えられるでしょうか。年齢は，本人の理解力・判断能力を評価するためにどの程度重要でしょうか。

Q2 親は未成年の子どものことに関して，どのような内容についても決めてよいでしょうか。

Q3 子どもに病気を説明する際には，どのような配慮やサポートが必要でしょうか。

あなたがその場にいたら

　このケースのような場合，診断がついた時点で通常医師はまず親に説明を行なうが，親は思いがけない出来事に混乱していることが多い。子どもへの説明については事前に十分話し合い，医療者はチームとして同じ対応がとれるようにしていくことが必要である。

　しかし，ひとくちに子どもといっても，その成長・発達は各期で大きく異なっており，幼児，小・中・高校生などの発達段階に応じた対応が必要とされる。また，小児は成長途上にあるので，発病は病気や治療から生じる苦痛だけでなく，就学，将来の夢，ボディイメージについても影響を及ぼす。小児期全体から考えると，特に思春期(Mさんのような中高生)への対応が最も難しいと考えられている。

　病名を知ることによってショックを受け，悲観的になったり自暴自棄になる可能性が考えられる。そのために，多くの親や医療者は，子どもに病名や病状の説明をしないでおこうとする傾向がみられる。しかし，疑問をもつ子どもに説明しないことは，子どもの意向や権利を無視することになり，さらに疑問や不安が強くなることもありうる。一方，病気や治療について適切な説明を受けた子どもの場合，話し合うことを通じて，親や医療者との間に隠しごとがなくなって治療効果が上がる可能性や，信頼関係が深まり困難を乗り越えて精神的な成長を得る可能性も期待できる。

　子どもへの説明は成人に対する以上に，特に慎重に行なうことが望まれる。病気への疑問を口にしているMさんに接する機会の多い看護師Dなどが，折に触れて理解力・判断能力や親との関係をよく観察して，医師や親に子どもの気持ちを代弁しながら伝え，関係者間でMさんの疑問や病気説明への対応を話していくことが解決への足がかりとなるだろう。

参考文献

1) 金子安比古, 松下竹次：小児がん医療における病名告知－インフォームド・コンセント，サポーティブケアの現状，日本小児科学会誌, 99, 534-539, 1995.
2) 東山由美：小児白血病の診断・治療とケア－病名説明後の本人，家族の変化，小児看護, 20(3), 319-324, 1997.
3) Baker LS著・細谷亮太訳：君と白血病－この1日を貴重な1日に, 新訂版, 医学書院, 1989.

Topics

アセント（assent）

　アセントとは，未成年であるために法的に有効なインフォームド・コンセントを与えることができない子ども（患児または被験者）が，検査・治療などの医療行為または臨床研究・実験を受けることに対して示す同意を含めた意思表示を指す。

　従来，子どもは判断力が乏しく親の意思に従うべき存在とされてきた。そのため，子どもに対する医療や研究の同意は，その親から代理同意を得ることで十分とされてきた。しかし，近年，子どもの権利が重視されるようになり，子どもが物事を決断する能力を養うことも親の役割とみなされるようになっている。可能なら幼児にも選択の機会が与えられるように，また，選択の余地がないのならば決定されたことやその決定の理由を子どもに伝えることが奨励される。

　米国小児科学会の指針は，具体的に，15歳以上の子どもからはインフォームド・コンセントの形で同意を受けること，また，7歳から14歳までの子どもからはアセントの形で同意を受けることを推奨している。また，ヘルシンキ宣言（ベニス改定，1983年）では，「もし，幼年者が実際に同意を与える能力をもつときには，法定代理人に加えて本人の同意を得ておかねばならない」とされている。ただし，7歳未満でも，子どもが理解できる範囲で検査や治療について医療者が説明することが望ましい。

　アセントを受ける場合も，できる限り時間的余裕をとって，子どもがわかる言葉で，必要なら何回も子どもと話し合うことが大事である。子どもであっても，大人の患者と同様に，敬意を払うべき対象である。医療者は，こうした対話のプロセスを通じて，子どもとの間にも共感に基づいた患者－医療者関係を確立することが要請されている。

文献
Forman, EN & Ladd, RE 著，松田一郎訳：小児医療の生命倫理―ケーススタディ―，診断と治療社，9-12, 76, 133, 1998.

Topics

子どもの治療と親権の範囲

　未成年の子どもの治療に関する親権者の義務はどのようなものか。2002年9月11日，東京地裁八王子支部は，卵巣嚢腫の15歳の女子を病院に連れて行かず死亡させた母親に対して，保護責任者遺棄致死罪で懲役3年（執行猶予4年）の判決を下した。少女は卵巣嚢腫の増悪により体重が140 kgを超え，呼吸不全で死亡した。必要な医療を子どもに受けさせることも親権者の監護義務に含まれるが，重大な義務違反には刑事責任が問われることもある。

　悲惨な事件を未然に防いだケースもある。2003年8月10日の新聞報道によると，先天性の心疾患をもつ男児に対する治療を母親が拒否したため，保健所から通報を受けた児童相談所長が家庭裁判所に親権喪失宣告を申し立て（児童福祉法33条の6），親権代行者（家事審判規則74条）に選任された親族の同意によって心臓手術が実施された結果，この男児は現在では元気に小学校に通っているという。

case 11　小児期の課題

子ども虐待

Key Word
- 子ども虐待　　●ネグレクト(neglect)　　●児童福祉法
- 児童虐待の防止等に関する法律　　●守秘義務

> 3歳の女児Iちゃん。父親Yさん(30歳，会社員)が夜11時半，救急外来に「子どもが転んで右手を痛がっている」と訴えて連れてきた。X線撮影で右腕の骨折と診断されたが，医師Bが診察すると，全身にあざや火傷の痕があることが認められた。また，受診時間が遅いことから，単なる転倒事故としては不自然であった。看護師Dは，処置を行なっている間に女児が父親を怖がっていることに気がついて，そのことを医師Bに伝えた。医師Bは虐待の可能性もあると考えた。

当事者が望んでいること

女児Iちゃん　不明(怖がっている)。
父親Yさん　早く治療をしてもらい，帰りたい。
医師B　まずは骨折の治療。子どもへの虐待があったかどうか明らかにしたいが，もしそうではなかった場合に面倒なことには巻き込まれたくない。
看護師D　患児の身体的苦痛や，怖がっている状態を早く取り除きたい。

当事者が大切にしているもの

女児Iちゃん　不明。
父親Yさん　Iちゃんの治療。自分の体面。
医師B　患児の治療。虐待防止。
看護師D　患児の安寧。

このケースを考えるために

　　子ども虐待の報告はこの数年増加の一途をたどっており，2000年度に児童相談所に寄せられた相談は1万8804件にものぼり，この10年で約15倍に増加している。

　　虐待は，①暴力などによる身体的虐待，②ネグレクト（例えば，食事などの世話をしない），③性的虐待，④心理的虐待の4つに大きく分けられる。その原因として，精神的に未熟であったり，十分なサポートがないまま育児ストレスに直面している両親の問題などがあげられている。

　　その対策としては，予防，発見・通報，介入，保護の各段階があるが，特に医療従事者はその発見者となる可能性が高い。しかし，実際に通報されているのは全体の20％程度といわれており，通報を躊躇する理由として，①どこに通報してよいかわからない，②通報が誤りであった場合に訴訟になる恐れがある，③両親から子どもを引き離すことになる可能性がある，④守秘義務の問題，などがかかわっていると考えられている。しかし，その躊躇している間にも虐待は繰り返され，結果的に被害児が命を落とすような事件もみられる。

考えてみてください

Q1 この場面で医師B，看護師Dは，父親Yさんにどのような問診をするのが適切でしょうか。

Q2 虐待を疑った医師Bや看護師Dは，このあと何をするべきでしょうか。

Q3 虐待を減らすために，医療従事者にはどのようなことができるでしょうか。

あなたがその場にいたら

　まず，医師は虐待の可能性を通報する義務があるだろうか。児童福祉法第25条では，「保護者のない児童又は保護者に監護させることが不適当であると認める児童を発見した者」は，これを福祉事務所または児童相談所に「通告しなければならない」とある。つまり，医師等医療従事者に限らず，個人がその状況を「不適当である」と認めた場合は通報することが義務づけられている。さらに，2000年5月24日に成立した「児童虐待の防止等に関する法律」第6条に，「刑法の秘密漏示罪の規定その他の守秘義務に関する法律の規定は，児童虐待を受けた児童を発見した場合における児童福祉法第二十五条の規定による通告をする義務の遵守を妨げるものと解釈してはならない」とされた。したがって，守秘義務の点も解決され，「医療従事者は虐待の可能性を通報する義務がある」といえよう。そして，本当にそれが虐待であるかの調査は児童相談所の仕事であり，たとえ結果的に通報が誤っていても医療従事者がその責任を問われることはないとの厚生省家庭局長通達が1997(平成9)年に出されている。

　ただし，子どもを保護したり，安全のために加害者から引き離すことは，その後の子どもや家族への援助の出発点であって，目的ではない。虐待は許されることではないが，ある意味で子どもを虐待する親も病んでいるのである。日本では親権は非常に強く，1度保護された被虐待児が再び親元へ戻るケースも少なくない。そのため，加害者が再び誤った行動に走らないために，親としての自覚と自信をもたせることもまた，最終目標の1つといえよう。

　このケースでは，担当した医師Bや看護師Dは，最初から父親Yさんに「虐待をしたのではないか」と詰問するのではなく，「この傷は，あなたが言われたような状況では普通できない傷ですが」「背中のあざはどのようにしてできたのでしょう」「子どもさんのことで何か困っていることはありませんか」などと中立的に事実確認をしながら，「専門家のアドバイスが必要だと思います」と，今後何をする必要があるのかを誠実に伝えていくことが問題の解決につながると思われる。また，父親以外の家族(特に母親)の意見も参考にすることが必要である。

参考文献

1) 吉田恒雄編：児童虐待への介入－その制度と法，尚学社，1998．
2) チャールズ＝ハインド編・岡安大仁監訳，高野和也訳：いかに"深刻な診断"を伝えるか－誠実なインフォームド・コンセントのために，55-63，人間と歴史社，2000．
3) 子どもの虐待防止センターのホームページ(http://www.ccap.or.jp/)は，「子どもの虐待防止」に関する情報の発信と，専門家による各種情報の交換などを行なうサイト．虐待に気づいた時の対応や虐待救急マニュアル，役に立つマニュアルが掲載されている．

Topics

なぜ，虐待されても子どもは親を慕い続けるか

　入院等の形で保護をしても，虐待を受けた子ども自身が，これまで虐待してきた親の元へと帰りたいと言い，親も「子どももそう言っているから大丈夫，早く家に帰してほしい」と主張し，不安を感じつつも親権をもつ親の元に戻る子どもの後ろ姿を見送る……。そのような時，医療者としてこれでよいのだろうかという思いとともに，なぜ，虐待されても子どもは親を慕い続けるのだろうかと，疑問を抱くことだろう。

　信田[1]は「どう考えても謎としか言いようのない事実」とした上で，「当事者性の不在」という視点を提起する。子ども虐待やドメスティック・バイオレンス(DV)などの家族内の暴力には，「殴っている人は加害者と自己認知していない」「殴られている人は被害者と自己認知していない」ことがしばしばみられるという。つまり，「当事者と自覚している人はどこにもいないという奇妙なことがおきている」。そうした「当事者性」がないために外部に援助を求めず，求められぬがゆえに援助者の側もこれまでは家族のなかの暴力に動くことがなかったとしている。

　しかし，「みずから援助を希求しない人たちであるからこそ」，医療従事者も含めたさまざまな専門家・専門機関による積極的介入が必要となろう。また，実際の介入場面では「プライバシー」や「中立」など，援助者がこれまで「縛られてきたパラダイム」の転換が必要であるとも信田はいう。

　いわゆるパターナリスティックな介入は今日の医療にそぐわない。しかし，医療従事者のすべての積極的介入が批判されるものでもない。医療者の役割は，時代の要請とともに変わっていく一例といえる。

文献
1) 信田さよ子：DVと虐待―「家族の暴力」に援助者ができること，医学書院，2002．

case 12 出生時の課題

体外受精

Key Word
- 人工授精
- 体外受精
- 顕微授精
- 男女の産み分け
- 減数手術
- 受精卵診断

　Aさん，33歳女性，主婦。結婚後10年経つが，子どもができないため，夫Bさんとともに不妊クリニックを受診。検査の結果，夫の精子数および運動能力に問題があることが明らかになった。Aさんは，年齢的にも早く子どもを授かりたいとして体外受精を希望した。その際，少しでも妊娠の可能性を高めるために受精卵を多く戻してほしいが，3つ子や4つ子では育てる自信がないので減数手術をしてでも双子以内にしてほしい，できれば女の子を産みたいと言っている。また，妊娠の可能性が高まるのなら，顕微授精でもよいと言う。それに対してクリニックの医師Cは，日本産科婦人科学会で禁止されている医療行為について説明した。看護師Dが夫Bさんの意見を聞いたところ，すべて妻にまかせると言っている。

● 当事者が望んでいること

妻Aさん　夫との血のつながった子どもを授かりたい。しかし，多胎は困るので最新の医療技術で対処してほしい。できれば女の子がほしい。

夫Bさん　妻の判断にまかせる（不妊の原因が自分の側にあることを知ったためか，積極的に自分の意見を表明しない）。

医師C　患者の意向に沿って，可能なことは実施したい。しかし，産婦人科の医師としては，減数手術など，日本産科婦人科学会の会告を公然と無視することはできない。

看護師D　患者からの要望があるからといって，個々の医師が勝手に会告で禁止されている生殖補助技術を実施してよいのか疑問がある。

● 当事者が大切にしているもの

妻Aさん　子どものいる家庭。
夫Bさん　妻の意向の尊重。

医師C 患者の希望に応えたいという医師としての使命感。学会方針の遵守。
看護師D 多胎や男児を拒否する妻の勝手さや，それを認めるかのような医師の態度への疑問。

このケースを考えるために

　日本ではこれまでのところ，生殖補助技術について法的な規制はなく，日本産科婦人科学会の会告(以下，会告)による自主規制に委ねられてきた。現在，厚生労働省の審議会が生殖補助技術全体の規制のあり方を議論している。

　1983(昭和58)年に東北大学病院で日本初の体外受精による子が誕生した直後に，日本産科婦人科学会において体外受精は①それ以外の方法によっては妊娠の見込みのないものに対する不妊治療としてのみ認める，②十分な知識と技術をもった医師に限って，患者に対して本法の内容と予想される成績について十分に説明した上で承諾書を得てから実施する，③患者は法律上の婚姻をしている夫婦に限り，受精卵は妻に戻す，などとする会告が制定された。体外受精に際して，1回の採卵で多数の卵子を採取・受精させて多数の受精卵を作ることができる。受精卵を凍結保存して，必要になった場合に解凍して子宮に戻すことも1988(昭和63)年の会告で承認された。また，精子の数が少なかったり運動能力が劣るために受精の確率が低い場合には，顕微鏡下で人為的に卵膜を破って精子を卵子内に注入する顕微授精も1992(平成4)年の会告で実施が認められた。

　多数の受精卵を子宮に戻すほうが妊娠の可能性は高くなるが，同時に多胎妊娠の可能性も高まる。しかし，多胎も困るという要望に対しては，母体内で薬物によって多胎児の一部だけの成長を絶つ減数手術が技術的に可能になった。日本産科婦人科学会は1996(平成8)年の会告によって，多胎妊娠を避けるために1回の体外受精で子宮に戻す受精卵の数を3個以内に限定し，胎児の減数手術については結論を留保した。

　1999(平成11)年に長野県の産婦人科医師が第三者からの提供卵子による体外受精を，さらに2001(平成13)年には代理出産を行なったことを公表したのが契機となって，これらの可否が検討されたが，学会はいずれも不承認とした。

考えてみてください

Q1 技術的に可能ならば，どのような医療行為も，医療者と患者の合意だけで行なってよいでしょうか。

Q2 学会の会告や指針で禁止されている医療行為でも，法律で禁止されていなければ，医師個人が非常に必要であると判断したならば，行なってもよいでしょうか。

あなたがその場にいたら

　Aさん・Bさんのようなカップルが来院したら，どのように対応すればよいのだろうか。このケースで問題となるいくつかの点を考えてみたい。

　まず，Aさん・Bさんのカップルは，「他の治療手段では妊娠が困難なこと」という体外受精(顕微授精も含む)実施の要件を満たしているだろうか。体外受精を実施している施設によっては，この要件を極めて厳格に解して，カウンセリングや心理的原因の除去に努めた上で初めて適応を検討するところと，比較的安易に実施するところとがある。また，高齢の依頼者が体外受精の実施を強く希望している場合など，どこまでこの要件に配慮すればよいかは微妙である。

　体外受精や顕微授精の実施に際しては，予想される成績も含めて依頼者に十分説明しなければならないが，体外受精による妊娠率，出産率などの成績は，実施施設によって大きく異なる。各施設では，日本における平均的な成功率ではなく，自分の施設における成功率を伝える必要がある。このケースのような依頼者の場合は，自分が通っている施設での成功率は重大な関心事であろう。

　また日本産科婦人科学会は，出生前診断に関して，絨毛検査などの胎児診断のみを一定の要件のもとに行なうことを認めている。染色体異常や伴性劣性遺伝疾患の既往のある場合などとともに，高齢出産の場合はこの要件に該当するが，伴性劣性遺伝疾患の場合を除いて胎児の性別を伝えてはならないともされている。しかし，依頼者から聞かれると性別を教えてしまう施設もあるのが現実である。

　体外受精の際に母体に戻す受精卵は3個以内とされているが，3個戻して3つ子を妊娠した時に，依頼者から3つ子では困るので減数手術をしてほしいと頼まれたら，医師としてはどう対応すればよいのだろうか。学会は減数手術についての結論を先送りしているが，減数手術を実施していることを公言している施設もある。また，依頼を受けた医師が，自分自身は実施しないとしても，実施している施設を紹介する必要はあるのだろうか。3つ子を育てるのが困難であることは確かであったとしても，そもそもこのケースのように，子どもを授かることを目的に受診してきた依頼者の相次ぐ要望に医療側はどこまで応じるべきなのか。

　生殖補助医療は当事者が合意すればなんでも行なってよいというものではない。次世代に与える影響，家族観への影響等も含めて，社会全体での議論が必要な問題である。

Topics

さまざまな生殖補助技術

通常の性交渉をもっているカップルは1～2年でほぼ9割が妊娠するという。子どもを希望しながら1～2年間妊娠しないカップルに対し，不妊のカップルという言い方もするが，症状に応じて薬物療法・外科的療法やカウンセリングなどが行なわれる。それでも妊娠に至らないカップルに対しては，人為的に受精や着床を補助することが医療技術上できるようになった。生殖補助技術としては，人工授精，体外受精（＋胚移植），借り腹（＋代理母）があるが，使用される精子，卵子，子宮によって表のような組み合わせが考えられる。人工授精は，精子を女性の子宮内に注入する行為であり，体外受精は，いったん顕微鏡下等で精子と卵子を受精させた受精卵を女性の子宮に移植する医療行為である。

このうち人工授精については，1949（昭和24）年の慶應大学病院における第1例以降，これまでに1万人以上が出生したという。また，さまざまな体外受精の手法によって，1998（平成10）年までに約4万7600人の子どもが生まれている。

表　生殖補助技術

方法	精子提供者	卵子提供者	出産する者（子宮提供者）
夫の精子による人工授精	夫	妻	妻
提供精子による人工授精	第三者	妻	妻
夫婦間の体外受精	夫	妻	妻
提供精子による体外受精	第三者	妻	妻
提供卵子による体外受精	夫	第三者	妻
提供精子および卵子による体外受精（受精卵養子）	第三者	第三者	妻
借り腹〔代理妊娠母〕（体外受精）	夫	妻	第三者
代理母（人工授精）	夫	第三者	第三者

Topics

夫の死後の保存精子による体外受精

白血病の夫が放射線照射治療に先立って凍結保存しておいた精子を用いて，妻が夫の死亡後に，夫死亡の事実を告げないまま体外受精を受けて，子を出産した。妻はこの子を夫婦の嫡出子（婚内子）として出生を届けようとしたが，夫の死亡により婚姻関係はすでに終了しているとして却下されたため，亡夫との間の非嫡出子（婚外子）と認めるよう求めて死後認知の訴えを起こした裁判で，2004年7月16日，高松高裁は死後認知（民法787条）を認めたが，最高裁2006年9月4日判決はこれを覆して，法的父子関係の成立を否定した。民法の親子法は死後の懐胎を想定しておらず，この問題は，関係者の意識や社会一般の考え方などを検討したうえで立法によって解決すべきであるという。凍結精子の解凍，体外受精を行なう医療者には，夫の生存や婚姻関係継続の確認が強く求められよう。

case 13 出生時の課題

出生前診断

Key Word
- 出生前診断
- トリプルマーカーテスト
- 胎児の生存権
- 親の自己決定
- 障害と差別
- 優生学
- 遺伝カウンセリング

> Mさん，40歳女性，主婦。結婚5年目で初めて妊娠した。ある産婦人科医院に妊娠の確認のため1人で受診した際，高齢出産かつ初産ということで，医師Dからさまざまな種類の出生前診断について説明を受けた。医師Dは，当院ではMさんの年齢だとなんらかの出生前診断を受ける人が多いということも伝えた。看護師Cからは，「ご主人とよくご相談くださいね」と言われた。Mさんは，夫Bさん(48歳，会社員)に検査を受けるほうがよいか相談したが，夫は「そのような検査は必要ない」と言う。Mさんは検査を受けるかどうか，とても迷っている。

● 当事者が望んでいること

Mさん いくつかの出生前診断の説明を受けたが，血液検査だけでできる検査なら，受けて少しでも安心したい。
夫Bさん そのような検査は特に受けなくてもよい。
医師D 検査を受けるかどうかは本人の意思だが，医学的に胎児の状態を詳しく知るためにこの年齢であれば検査をしておいたほうが望ましい。
看護師C 検査を受けるかどうかは，夫婦でよく相談してほしい。

● 当事者が大切にしているもの

Mさん 障害のない子ども(パーフェクト・ベイビー)の誕生。
夫Bさん 子どもに恵まれること。家族生活の充実。
医師D 親の自己決定。現在可能な医療技術の提供。
看護師C 親の自己決定。夫婦の合意。

このケースを考えるために

出生前診断には代表的な胎児診断として，羊水穿刺，絨毛膜採取，トリプルマーカーテストなどがある。

羊水穿刺は，妊娠20週ぐらいの妊婦の羊水を取り，そのなかに含まれる胎児から剥離した細胞や代謝産物などを調べる。絨毛膜採取は妊娠10週ぐらいの妊婦の胎盤の一部を形成している絨毛膜を直接経腟的に採取する。絨毛膜は胎児の細胞に由来しているので，この細胞を調べることは胎児の細胞を直接に調べることと同じになり，精度の高い診断が可能である。しかし，これらの検査は数パーセントの確率ではあるが，妊婦に流産を引き起こすリスクがある[1]。

一方，トリプルマーカーテストは妊娠10週ぐらいの妊婦の血液を調べるもので，胎児へのリスクはほとんどない。この検査は，母体血液中の3つの物質（α胎児蛋白：AFP，ヒト絨毛由来性腺刺激ホルモン：hCG，非抱合型エストリオール：uE 3）を測定する。胎児がダウン症や二分脊椎のあることを確率値（例えば，「20％の確率でダウン症の可能性がある」）で示すもので，精度は必ずしも高くない。確定診断には羊水診断や絨毛膜採取を行なう必要がある。

考えてみてください

Q1 あなたが当事者だとしたら，出生前診断を受けますか，それとも受けませんか。それぞれの理由も考えてみてください。

Q2 出生前診断の「説明」を行なう場合に，医療者が配慮しなければならないことはどのようなことでしょうか。

Q3 MさんBさんのカップルに，医療者はどのように対応していけばよいでしょうか。

Q4 検査の結果を本人に伝える際に，医療者はどのような点に配慮しなければならないでしょうか。

あなたがその場にいたら

　出生前診断の説明を医師が行なう際には，検査の目的・精度を明確にしておかないと，結果によって，当事者の迷いを単に増やすだけになる可能性がある。羊水診断や絨毛膜採取などの説明を妊婦に行なうには，遺伝性疾患による障害をもった子どもをすでにもっていること，高年齢(35歳以上)であることなどを日本産科婦人科学会は要件として定めている。しかし，新たに開発されたトリプルマーカーテストは，学会が特に条件を付けなかったので，妊婦全員がスクリーニング的に受けることができた。それに対して，障害者団体などから，「障害を予防するという差別的な考えであり，中絶の増加という優生学的な対応を助長する」という反対運動も起きた。そのためか，産婦人科医は，トリプルマーカーテストについての説明を控えるに至ったという経緯がある。

　さて，このケースでは，①検査を受けるか受けないか，②検査を受け障害をもっている，あるいはその可能性が高いことが明らかになった，という2つの時点での医療者の対応が考慮されなければならない。まず，検査を受けるかどうか迷っているMさんにはどのように対応すればよいのだろうか。医師Dや看護師Cは，Mさんの悩みを十分聞く時間をつくり，相談にのることが望ましい。また，夫Bさんはなぜ検査は不要だと言っているのかも必要ならば聞くことが求められよう。

　次に，検査を受け，障害をもつ子どもが生まれてくる可能性が高いと診断された時には，生まれてくる子どもへの準備という目的で，親へのカウンセリングや障害者支援の社会的・制度的資源についての情報を提供することが必要となる。特に，どのような障害の可能性があり，その障害の対応にはどのような方法があるかについての情報を十分に用意しなければならない。一方，妊婦が最終的に人工妊娠中絶を選択した場合にも，心の傷がなるべく少なくなるように十分なカウンセリングなどの体制が準備される必要がある。

　いずれにしても，このケースのような出生前診断での主要な論点は，親がすべて決めてしまうこと(親の自己決定)と，胎児の生存権とはどのような関係にあるのか，ということにある。胎児の最善の利益は誰が保証するのか。親は，自らの人生における希望と，障害児を育てることの負担とを比較考量するかもしれないし，それは必ずしも胎児の最善の利益を考えた立場と一致しない場合もありうる。このように，出生前診断をめぐる諸問題は生殖補助医療の一部として，また社会的な問題としても重大な意味をもっている。

参考文献
1) 仁志田博司編：出生をめぐるバイオエシックス，メジカルビュー社，1999.
2) 日本人類遺伝学会会告：「日本人類遺伝学会倫理審議委員会の母体血清マーカー

検査に関する見解」（1998年1月）．
3）日本人類遺伝学会会告：「遺伝学的検査に関するガイドライン」（2000年1月）．
4）日本産科婦人科学会会告（日本産科婦人科学会ホームページ，http://www.jsog.or.jp/Mokuji_i.html）

Topics

受精卵診断と人工妊娠中絶

　日本産科婦人科学会の1983（昭和58）年の会告は，体外受精は不妊の治療としてのみ実施できるとし，その際に遺伝子の操作をすることを禁止していたが，最近になって，体外受精の際に卵割を始めた受精卵の1つを採取して遺伝子診断を行なう受精卵診断（着床前診断ともいう）が可能になった．日本でもこの方法によって性別を判断して男子にのみ発症する遺伝疾患（デュシャンヌ型筋ジストロフィー）の可能性が高い場合にはその受精卵を子宮に戻さないという着床前診断の実施や，習慣性流産の受精卵診断の実施が計画されたが，いずれも学会は承認しなかった．

　受精卵診断は学会では禁止されたが，着床後に異常が発見されて人工妊娠中絶に及ぶのならば，むしろ着床前に診断して異常が認められた場合には子宮に戻さないほうが倫理的であるともいわれる．しかし，受精卵を操作することの安全性や，診断の精度に問題があることなども指摘されている．

Topics

若年発症アルツハイマー病の受精卵診断による出産

　アルツハイマー病の若年発症の可能性が高い遺伝子変異（V 717 L mutation）をもつ30歳の米国人女性が，体外受精時に，夫の精子との受精卵のなかからこの変異をもたないものを選び，健康な子どもを出産することに成功したことが『JAMA』（米国医師会雑誌）に報告された．15の受精卵のうち，4つのアルツハイマー病遺伝子を含まない受精卵が子宮内に戻され妊娠・出産に成功した．世界で初めて，若年発症アルツハイマー病の受精卵診断による出産に成功した例である．しかし，同誌のコメンタリーでは，受精卵診断自体，また近い将来子どもの世話ができなくなる親の出産について，疑問視する意見もある．

文献
1) Verlinsky Y, et al: Preimplantation diagnosis for early-onset Alzheimer disease caused by V 717 L mutation, JAMA, 287(8), 1018-1021, 2002.

case 14 ― 現場の人間関係

同僚のミス

Key Word
- 同僚のミス
- ヒヤリ・ハット報告
- インシデント
- 内部告発（whistle-blowing）

> 看護師Ｆさん（30歳）は，一般病院の内科病棟に勤務している。ある日，深夜勤で巡回した際に患者Ｍさんの名前が書かれた点滴ボトルが患者Ｔさんに点滴されていることを発見した。急いでナースステーションに戻り，確認したところ同じ勤務帯の看護師Ｈさん（35歳）のミスであることがわかった。幸い点滴の内容が類似したものであったため，患者の容態に変化はなかった。点滴交換時も双方の患者ともよく眠っており，ミスに気づいていない。看護師Ｆさんと看護師Ｈさんは出身校が同じ先輩・後輩の間柄である。点滴を指示通りに交換したあと，先輩看護師Ｈさんが看護師Ｆさんにミスのことを誰にも言わないでいてほしいと頼んだ。看護師Ｆさんは先輩看護師Ｈさんの頼みをいったん受け入れたものの，これでよいのか考えている。

当事者が望んでいること

先輩看護師Ｈさん　たしかに自分の不注意であったが，患者への被害もなかったし，これくらいは黙っていてほしい。

看護師Ｆさん　患者への身体的影響はなかったし，先輩でもあるので，頼まれて希望を受け入れてしまった。しかし，今後のことを考えるとこのようなことでよいのだろうか。報告体制を見直すべきではないか。患者にも黙っていてよいものなのだろうか。

当事者が大切にしているもの

看護師Ｈさん　自らの保身。
看護師Ｆさん　ミスの報告体制の整備。患者に対する誠実さ。

このケースを考えるために

　　同僚のミスを見つけた時に，それを知った者はどうするべきか。これは，上司や外部（例えば事故調査委員会や，学会やマスコミ）にそれを伝えるかどうか，という「内部告発」の問題でもある。内部告発というと少し仰々しい印象を与えるかもしれないが，英語では"whistle-blowing"，すなわち「笛を吹いて，相手に注意する」という語感である。このケースでは，「注意」「警告」くらいの内容として考えてみてもよいだろう。

　　ところで，内部告発には，①組織内で行なわれるもの（上司への報告など）と組織外へ行なわれるもの（マスコミなどへの連絡），②個人を対象にするものと組織を対象にするもの，③公的機関におけるものと私的機関におけるもの，などの種類がある。しかし，いずれの場合も，告発することでその後不利益を被る場合が多く想定されるため，当事者は躊躇せざるを得ない。

　　逆に，ミスを見つけた者が，特定の個人や組織を「マスコミに内部告発する」というように脅迫するケースもありうる。また，最近の動きとして，病院の安全管理についての対応もさまざまになされている（57ページ，61ページ参照）。

考えてみてください

Q1 先輩や上司から「ミスを黙っていてほしい」と頼まれた時，あなたならどのように行動すればよいと思いますか。

Q2 このケースでは，ミスのあったことを患者Mさん，患者Tさんに伝えるべきでしょうか。

Q3 看護師Fさんは，先輩看護師Hさんのミスを明日上司に伝えるべきでしょうか。

あなたがその場にいたら

いわゆる「内部告発」の問題に関しては，ビジネスエシックス(企業倫理)の領域では，以前より多くの議論がなされている。例えば，自分の会社が欠陥車を製造していることを知った会社員はどうすればよいか，などである[1]。

欠陥車の例のような，個人を対象としない組織外への内部告発は，①公共に害が加わる可能性のあること，②直属の上司にまず報告すること，③内部告発者はその組織内での問題解決の手段を尽くすこと，④他人を説得できるような確固たる証拠があること，⑤告発によって必要な変化がもたらされると十分考えられること，などが倫理的に要求されるという。医療の場面においても，①の要件に，患者に害が加わる可能性があること，を追加すれば，ほぼ同じことがあてはまるであろう。例えば，1995年の東海大安楽死事件や，1996年の京都京北病院の事例もともに，内部告発から社会に公になっている[2]。

また，このケースは病院の安全管理体制の問題も提起している。今回は患者の病状に影響は出なかったが，このようなニアミス事例を報告することによって(ヒヤリ・ハット報告)，より安全な病院内環境をつくることもできるだろう。何が原因で今回Hさんが点滴を取り違えたのか，システムとして問題はないか，管理者も含めて十分チェックする必要がある。そうした調査を行なうための常設組織も必要であろう。

このケースでは，先輩看護師Hさん本人から翌日に上司へと報告しておくように十分促すことから始められるべきであろう。Fさんが，先輩のHさんを説得する努力なしに直接上司に伝えることは，職場での人間関係を悪くしてしまう可能性が高い。

参考文献

1) リチャード=T=ディジョージ著・永安幸正，山田經三監訳・麗澤大学ビジネスエシックス研究会訳：ビジネスエシックス，明石書店，1995．
2) Akabayasia A：Euthanasia, assisted suicide, and cessation of life support: Japan's policy, law, and an analysis of whistle blowing in two recent mercy killing cases, Social Science & Medicene, 55(4), 517-527, 2002.

Topics
インシデントとヒヤリ・ハット報告

医療の場での誤り・エラーの結果は，患者に傷害が及んだ場合の「医療事故」と，可能性はあったものの医療事故にまでは至らない「潜在的医療事故」とに分けられる。後者は，日本において「インシデント」あるいは「ニアミス」とも呼ばれている[1]。いくら細心の注意を払っても，人間である医療者が「ミスをおかさない」とは絶対に言いきれないという認識から，ミスをおかしにくい，ミスをおかしても重大な結果に至らないシステム作りへの関心が最近高まっている。

その1つに，ニアミス事例を広く共有することで事故防止につなげる取り組みがある。これまで，特に看護師の間では，「ひやり」とか「ハッ」とした体験を報告すること（ヒヤリ・ハット報告）で自らの行動を振り返り，経験からの学びを教訓とすることが広く行なわれてきた。しかしニアミス事例は，個人的な教訓にとどまらず，潜在的な危険要因と，未然に事故となることを防ぎ得た事例ゆえの事故防止対策上のヒントを教えてくれる。そのため厚生労働省は，医療事故防止対策の1つとして，ヒヤリ・ハット事例の収集・分析・結果の還元を始めた[2]。

また，ヒヤリ・ハット事例を事故防止に活かすためには，ニアミス体験を積極的に報告し合うような体制が不可欠である。1万例以上のヒヤリ・ハット報告を分析した川村[3]は，報告が事故防止に役立っていると実感できるような「報告してよかったと感じさせる迅速なフィードバック」と，制裁や処分といった管理者ルートとは別の報告ルートにのせて「『評価に対する不安』を払拭する」ことの2点を提案している。

文献
1) 中島和江，児玉安司：ヘルスケアリスクマネジメント－医療事故防止から診療記録開示まで，101-102，医学書院，2000．
2) 厚生労働省医療安全対策会議：医療安全推進総合対策－医療事故を未然に防止するために，厚生労働省，2002年4月17日
3) 川村治子：書きたくなるヒヤリ・ハット報告－体験から学ぶ看護事故防止のツボ，19-21，医学書院，2000．

Topics
医療記録の改ざん等で医師が逮捕

昨今，医療事故訴訟で，カルテの改ざんや虚偽の記入が大きな問題になっている。弁護士らが，1987～1998年に法律雑誌に載った医療事故による訴訟判決を調べたところ，改ざん・虚偽記入と認められたものが17件あったという。2001年3月に東京女子医大病院で起きた心房中隔欠損症の当時12歳の女児に対する医療事故（女児は死亡）では，執刀医が看護師や臨床工学技士と共謀して人工心肺装置の作動記録等のカルテ類を改ざんさせ，また自らも改ざんしたとして証拠隠滅容疑で逮捕された。そして，2004年3月22日に東京地裁で証拠隠滅罪による有罪判決が出ている。

このケースにおいて，医療事故があった際に，ありのままを両親に伝えて謝罪していたとしたら，どのような経過をたどったであろうか。少なくとも，証拠隠滅容疑による逮捕はなかったであろう。同僚のミスへの対応の仕方によっては，このような事態になりうることをこのケースは指し示している。

case 15

現場の人間関係

対応の難しい患者

Key Word
●処置中の事故　　●患者-医療者関係　　●コミュニケーション　　●医療事故

> Xさん，55歳女性。内科病棟に入院中。多発性骨髄腫で，病的な骨折を起こしやすい状態であり，何度も入退院を繰り返している。心身の苦痛から周囲の人に当たり散らすことも多い。ある日，看護師ZはXさんの更衣を行なったが，その際に肩に痛みがあり，のちに鎖骨骨折を起こしていることがわかった。Xさんの骨は病的骨折の可能性が高いことを改めて医師Kから説明してもらい，看護師ZはXさんに謝ったが，Xさんは頑なに看護師Zを受けつけず，病院の看護全般に対しても不満をもつようになった。Xさんは清拭や更衣を嫌がり，気に入った看護師が働きかけた時だけケアを受ける状態になっている。Xさんは身寄りもなく，見舞いに来る者もいない。長い入院であるが，病室のなかにも話し相手がつくれないでいる。看護師Zは，自分の看護の際に骨折して申し訳ないという気持ちと，誰が担当しても骨折の可能性はあったとの思いから，Xさんのこの状態が続いていくことがよいことなのか悩んでいる。

● 当事者が望んでいること

Xさん　　Z看護師のせいで骨折した。Z看護師の世話を受けたくない。
医師K　　医学的にみて病的な骨折である可能性が高いことをXさんに受け入れてほしい。
看護師Z　いつでも骨折し得たのだから，自分は悪くない。また普通にコミュニケーションがとれるようになりたい。

● 当事者が大切にしているもの

Xさん　　自分の安全。
医師K　　十分な説明と理解。
看護師Z　より良い患者-医療者関係。

このケースを考えるために

　　　業務上の事故などで信頼関係が損なわれてしまい、うまくコミュニケーションがとれなくなった時は、どうすればよいだろうか。

　　　医療従事者が行なう業務上の事故で、過失が存在するものと不可抗力(偶然)によるもの両方を含めて医療事故という。思いがけない出来事に気がつかなかったり、それに対して適切な処置が行なわれないと事故が発生する。

　　　事故防止には、①組織として事故防止に取り組む、②情報の共有化を図る、③事故防止のための教育システムを整えて教育を行なう、の3つのポイントが考えられている。十分な事故防止対策がとられていない状況では、事故が発生したあとに医療者と患者の関係や対応に困る場面が生じることが想定される。

　　　また、事故に対しリスクマネジメントの考え方も提唱されている。リスクマネジメントとは、経済の分野で企業防衛の視点からリスクを評価し、それに見合った額の投資を始めたことに由来する。この考え方は今日、さまざまな分野でも用いられているが、近年のめざましい医療技術の発展や医療の合理化に伴い、医療ミスや事故が起こりうる危険性が増大するなど、医療の不確実性が増すほどに医療におけるリスクマネジメントの視点が求められる。医療のリスクマネジメントの目的は、患者に最適な医療を提供し、同時に病院が被る損失を最小にすることである。ここでいう損失とは、患者・医療者双方への障害を意味している。

考えてみてください

Q1 Xさんは、どのような気持ちで今の行動をとっているのでしょうか。

Q2 看護師Zは、これからXさんにどのように対応すればよいでしょうか。

Q3 医師Kや、他の看護師らは、これから看護師ZさんとXさんにどのように対応していけばよいでしょうか。

あなたがその場にいたら

　一般企業の労働災害に関する研究によると，1件の重大事故の背景には29件の同種の軽症事故，300件の同種のインシデント(57ページ参照)が存在するといわれている。医療事故も同様の背景があることが推察される。

　医療従事者が注意深く処置を行なっていたとしても，患者の状態によっては事故が起こることがある。処置中の事故は，患者にとっては被害者意識につながり，医療従事者にとっては加害者意識に苛まれ，信頼関係が損なわれ，コミュニケーションが難しくなる。

　このような状況を考える場合，大切なことは情報の共有である。まず，チーム医療を行なう医療従事者間での患者の正確な病状や看護ケアに関する情報の共有，次に患者と医療従事者間の病状や治療，生活上の障害や不安・疑問などの相互の情報共有である。日頃から患者と医療従事者が話しやすい雰囲気のなかで情報交換が十分に行なわれていると，患者の不安や不満は軽減されることが多い。また，患者や家族が処置に部分的に参加することで，不幸にして事故が起こった場合の受け止め方が異なってくることも考えられる。さらに，このような事故が生じた時，担当医師と看護師長からできるだけ速やかに，患者が納得いくような説明をすることが必要となる。

　このケースでは，Xさんが自分の病状や起こりうるリスクを確認・納得し，治療・処置の必要性を理解して，療養生活における医療従事者との関係を見直すことが，結果的にXさんと医療従事者との信頼関係の修復や相互のコミュニケーションへとつながり，安定した継続的ケアが可能となる。Xさんが看護師Zを頑なに拒むのであれば，Xさんがケアを受け入れる看護師が，ケアの合い間などに根気よく働きかけていくことが必要だろう。一方で，看護師Zに対しては，Xさんには看護チームとして対応していくので，今はあせらずXさんと少し距離を置くことも大切であることを伝えるなど，看護師長や同僚からのサポートも望まれるところである。

Topics
医療におけるリスクコミュニケーション

　医療におけるリスクマネジメントは，リスクの内容とマネジメントしようとする対象に特異的な面がある点が1つの特徴となっている。例えば，環境衛生分野でのリスクマネジメントであれば，企業組織と社会集団が対象となり，その両者がリスクとベネフィットについておのおのの意向を伝達・評価・理解することによって，企業と社会がともに起こりうるリスクの回避を試みる。この一連の過程のなかでお互いに行なわれるやりとりが「リスクコミュニケーション」である。

　しかし，医療現場のリスクマネジメントにおいては，医療機関あるいは各医療者と患者個人が対象となるが，医療行為は患者が「受ける」という意味で受動的であることから，医療者と患者が共同でリスクをコントロールし，回避するというコミュニケーションは成立しにくい。パターナリスティックな患者―医療者関係に陥りやすい，あるいはインフォームド・コンセントが成立しにくいことと相通じる難しさがそこには横たわっている。

　不幸にして医療事故が起きた場合に，紛争となるか否かは，患者・家族とのコミュニケーションにかかっており，早い段階に医療者からの適切な説明があれば，あるいはその以前からの良好なコミュニケーションがあれば，紛争はかなりの割合で避けることができるともいわれている。医療のリスクマネジメントにおいては，事故やエラーを起こさない医療者の取り組みが重要である一方，患者・家族とのコミュニケーションも重要な課題となっている。

Topics
病院におけるADR（Alternative Disputes Resolution）

　ADRは，裁判外紛争解決手段の総称で，米国において1970年代に発達した。医療事故は，いくらリスクマネジメントを行なっても皆無となることはない。それをすべて，すぐに裁判所に提訴するのではなく，病院内でまず解決を試みようというものである。

　ADRには仲裁，調停，交渉などさまざまな形態がありうる。現在，日本で提唱されはじめたのは，医療コミュニケーターを介する調停である。調停に先立ち，真っ先にコミュニケーターが患者，医療者のもとに出向き，患者に対しては不満を受け止め，正確な医療情報の提供を行ない，医療者とのコミュニケーション・ギャップを埋めるべくパイプ役になる。

　このような役割を果たす者には，医療的バックグラウンドをもつ者（医師，看護師，臨床心理士など）が適切と考えられる。その後，調停技法のトレーニングを受けた法律家などが，実際の調停にあたるというものである。日本でも試験的に試みられており，将来の医療紛争の増加を予測すれば，現場での有効な解決手段になる可能性がある。

文献
1）稲葉一人：医療事故の予防と紛争解決のための新しいシステム，看護管理，12, 218-223, 2002.

case 16 　　　　　　　　　　　　　　　　　　　　　　　　研究倫理

研究の倫理

Key Word
- 実験的治療　●臨床研究　●倫理委員会　●ヘルシンキ宣言
- 研究倫理　●インフォームド・コンセント

　Aさん，45歳男性，会社員。昨年，悪性の脳腫瘍（悪性グリオーマ）と診断され，M大学病院で，脳外科手術・放射線治療・化学療法など，通常の治療を続けてきた。いったん腫瘍は縮小したが，現在は再発して治療開始前より大きくなっている。Aさんは，意識レベルが低下しつつあり，かろうじて家族や医療スタッフとの意思疎通ができる状態である。このままでは昏睡状態に陥り，1～2か月以内には死亡することが予想される。そこで，脳外科医であるBは，サイトカイン遺伝子をリポソームに包み込んで脳腫瘍部分に注入する遺伝子治療を本人と家族（妻Cさん，42歳）に勧め，妻Cさんは承諾書に署名した。Aさんは，ベッドサイドでの医師Bの説明にうなずいたが，すぐに眠ってしまった（傾眠状態が続いている）。この治療は研究段階のものであり，効果や副作用は未知数である。

● 当事者が望んでいること

Aさん　不明（意識レベルの低下があり，十分理解できているかは明らかではない）。
医師B　原発性の悪性脳腫瘍は，平均生存が2年以下，5年生存率が10%程度であり，Aさんはこのままでは死亡してしまう。遺伝子治療という新しい治療法を行なってみたい。
妻Cさん　たとえ実験的治療でも，やってほしい。また，治療がうまくいかなくても，医学の進歩に役立つことになればよい。

● 当事者が大切にしているもの

Aさん　不明。
医師B　医科学の進歩。患者の状態改善。
妻Cさん　Aさんの生命の延長。医科学の進歩。

このケースを考えるために

　遺伝子治療は，目標とする異常な細胞群の遺伝情報をDNAレベルで書き直すことを試みる。具体的には，患者の体外や体内において，遺伝子の異常箇所を正常遺伝子で補填・修復したり置き換えるなどの遺伝子工学技術を駆使した操作が行なわれる。遺伝子治療は，いまだ実験的な治療の段階であるが，1995年に北海道大学においてADA（アデノシンデアミナーゼ）欠損症（先天性免疫不全症）の患児に日本で初めての遺伝子治療が実施された。

　行政の対応としては，1994年に「遺伝子治療臨床研究に関する指針」が厚生省（当時）より，「大学等における遺伝子治療臨床研究に関するガイドライン」が文部省（当時）より告示された。2002年にはこれらが一本化され，厚生労働省・文部科学省が共同で「遺伝子治療臨床研究に関する指針」を公表した。これらの指針によれば，遺伝子治療の実施責任者は施設の長を通し，行政に報告することが求められている。文部科学省(http://www.mext.go.jp)，厚生労働省(http://www.mhlw.go.jp)のホームページで見ることができる。

考えてみてください

Q1 医師は，新しい実験的治療を行なう際には，どのような手続きをしたらよいでしょうか。

Q2 新しい医療行為や，ヒトを対象とした研究が行なわれる際，どのような社会的ルールが必要でしょうか，あるいは望ましいでしょうか。

研究の倫理 —— 63

あなたがその場にいたら

　新しい治療・医学研究が試みられる際には，それぞれの場合によって適切な手順で行なわれる必要がある。現在日本では，①法律で定められている，②行政がガイドラインを出している，③関連学会や医師会がガイドラインや見解等を出している，④まったく規制がない，などに分類されるであろう。

　法律，あるいは法律に準じた扱いをされているものには，脳死体からの臓器移植(臓器移植法，1997年)，クローン人間の作成禁止(ヒトに関するクローン技術等の規制に関する法律，2000年)，厚生省のGCP(Good Clinical Practice，1985年)による薬剤治験(新薬の開発)に対する規制などがあげられる。行政がガイドラインを出しているもののなかには，「ヒトゲノム・遺伝子解析研究に関する倫理指針」(2001年)，「遺伝子治療臨床研究に関する指針」(1994年，2002年改訂)，「疫学研究に関する倫理指針」(2002年)などがある。学会等のガイドラインや見解は多数つくられている。

　法律に違反した場合は，懲役・罰金などの刑に処される。行政のガイドラインに違反した者は，氏名を公表されるなどの措置がとられることがあり，学会のガイドラインに違反した者は，学会を除名される程度である。

　いずれのガイドラインなどにおいても，所属する施設の倫理委員会または研究審査委員会のような組織が重要視されている。実施者はまず，その施設の施設長や当該委員会に計画書を提出して承認を得る必要がある。そこで承認が得られたならば，次に，患者(または研究参加者)および家族へ十分な説明を行ない承諾を受けなければならない。実験的，研究的な要素が強い治療の場合には，説明の詳細さ(どこまでどのような情報を伝えるか)や患者(または研究参加者)・家族の理解の程度が重要になる。インフォームド・コンセントが極めて厳格に行なわれなければならない場面である。

　まったく規制がない領域においては，実施者は特に慎重にならなければならない。規制が定められていないということは，なんでも行なってよいということを意味するものではない。いずれの場合も，患者(または研究参加者)の安全の確保，インフォームド・コンセントの徹底，個人情報の保護，社会に対する説明責任(公開性)等は，研究倫理においては共通して重要な要素である。そして，研究実施者は，ヘルシンキ宣言などの国際的に定められている，ヒトを対象とした研究を行なう際の倫理指針・綱領などを十分理解しておかなければならない。

　このような慎重な手順を踏んで初めて，新しい医療行為やヒトを対象とした医学研究は，社会に認められた形で行なわれていくのである。

参考文献

1) H. T. エンゲルハート他著・加藤尚武，飯田亙行編訳：バイオエシックスの基礎－欧米の「生命倫理」論，東海大学出版会，1988．
2) 石浦章一：生命のしくみ，日本実業出版社，1993．
3) 日経サイエンス編集部：別冊日経サイエンス・ゲノム科学がひらく医療，日経サイエンス社，2000．

Topics

ヘルシンキ宣言（研究倫理についての国際的規定）

　第二次世界大戦後，ナチス・ドイツが戦争中に行なった非人道的な人体実験が戦争犯罪として，ニュルンベルク裁判において問われた。その判決文では，医学実験が社会的に有用で，かつ人間を対象とする以外に方法がないことを理由に正当性が認められるとしても，それが倫理的にも法的にも守るべき基本的原則を示した。その「ニュルンベルク綱領」（1947年）の基本原則は，主に以下の5点に要約される。

1) 人間を対象とする医学実験（以下，実験）に際しては，被験者の自発的な同意が絶対に必要であること。
2) その同意は，暴力・虚偽・脅迫等によるものではなく，自由な選択力を働かすことができる状況で，実験の目的と方法・予期される危険や不利益・健康への影響等について十分な知識を与えられた上で得られたものであること。
3) 実験は，動物実験を行なった上で実施が正当化されること。
4) 実験によって予想される危険度より，得られる結果のほうが人類に対する貢献度が大きいと考えられること。
5) 実験中も被験者は自由に実験を中止できること。

　この綱領の精神は，第17回世界医師会総会で採択された「ヘルシンキ宣言」（1964年）に受け継がれていく。「ヘルシンキ宣言」では，被験者の自由意思によるインフォームド・コンセントを得る必要性が明記され，「研究室で得られた実験結果を人間に応用することは，科学的知識を増進し，人間の苦痛や苦悩を救うためには不可欠である」として生物医学研究における人体を用いた実験の必要性を明示している。しかし，「科学や社会に対する寄与を被験者個人の福祉と利益より優先させてはいけない」という原則に立っている。

　現在もこの宣言は広く世界的に引用されている。同宣言は2000年に第6回改訂が行なわれたが，日本医師会のホームページ（http://www.med.or.jp）に邦訳が掲載されている。

Topics

倫理委員会の現状

　倫理委員会組織にはさまざまな形態がある。アメリカにおいては，各研究施設にIRB(institutional review board)の設置が，法的に義務づけられた。国によってresearch ethics committee(REC)と呼ばれることもある。

　IRBの役割は，その施設で行なわれる，主にヒトを対象とした研究において，被験者の権利と福祉の保証など，研究に際しての重要な倫理的基準が遵守されるようにすることである。IRBは研究計画を審査し，承認を与える。委員構成は，生物・医学以外の委員，施設外委員を加えること，性別の偏りのないことなどが求められている。これ以外に，病院等の現場で生じる倫理的問題を検討する委員会として，HEC(hospital ethics committee)が設置されている。

　日本の倫理委員会は，①厚生省(当時)のGCPによって治験が行なわれる施設に設置が勧告された「治験審査委員会」と，②大学医学部・医科大学や一般病院に設置されている，いわゆる「倫理委員会」の2種類に大別される。前者は行政の指導下にあるが，後者は各機関で自主的に設置・運営されている。後者の倫理委員会は，80の大学医学部すべてに設置され，1990年以降に一般病院においても設置数が急増した。看護系大学においても次々と設置されている。これらの委員会は，主に研究の倫理的側面の審査，施設のガイドライン設定などを行なっているところが多く，日本の倫理委員会は上述のIRBとHECの両方の役割を担っていることになる。

　しかし，ハード，ソフト面ともに審査体制が十分整っていないところが多いのもまた実状である。最大の問題点は，人的・経済的な資源の不足である。ほとんどの委員会は，政府などからの財政的な援助もなく，ボランティアで行なっている。その他，緊急時の対応体制，審議・合意決定方法の一貫性の欠如，審議内容の公開性といった多くの問題点があげられる。本格的に倫理委員会のあり方を考え直す時期に来ているといえよう。

Approach 2

ここでは，Approach1のように簡潔にまとめることのできない，

- 微妙で複雑な人間関係
- 心理・社会的側面
- いわゆる「日本的」と思われる側面

などの複雑な側面を盛り込んだ，現場での臨場感を伝えるケースを，提示します。

そして，そのケースに対して，3名の執筆者が，医学・看護学・法学・哲学・倫理学（あるいは一市民）などのそれぞれの立場から，コメントを述べます。

1つのケースについて，いかに多彩なアプローチの仕方，考え方，視点があることを，理解いただけることでしょう。すなわち，医療における倫理的問題へのより良い対応には，さまざまな視点から議論をすることが大切なのです。

Approach 2では，執筆者が主に以下のようなの立場からコメントしています。

赤林　朗　　大学医学部職にある医学研究者の立場から
家永　登　　医療の現場を垣間見たことのある法律家の立場から
大林雅之　　バイオエシックスを学んだ市民の立場から
白浜雅司　　地方の診療所長を務める医師の立場から
中尾久子　　看護大学に勤める看護師の立場から
村岡　潔　　医療を文化現象としてとらえる医学概論・医療思想
　　　　　　の研究者の立場から
森下直貴　　普通の人々の視点から考える哲学者の立場から

case 1

医師,看護師,家族それぞれの思い
思いがわからないなかでのジレンマ

■ Wさん,40歳女性,大企業の管理職

　Wさんは38歳の時に右乳房のしこりに気づいていたが,仕事が忙しいことや,もし悪性であれば怖いことを口実に受診を引き延ばしていた。数か月後,職場の定期健康診断で乳がんを疑われ総合病院を受診し,組織の生検で腫瘍細胞が見つかり,乳房摘出術と卵巣摘出術を受けた。手術後,切り取った組織を見せながら主治医でベテラン外科医であるG医師から両親と弟に「がんが思いのほか進行していたが最善を尽くして手術をしたこと,転移の可能性があること,そのために目に見えないがん細胞を叩き,再発を抑えるために他の治療も必要であること」が説明された。同様の説明がWさんにも後日行なわれた。Wさんは,夫とは3年前に死別しており,12歳になる長男がいた。

●

　手術後,Wさんは順調に回復し,リハビリテーションも順調であったので,体力の回復を待って化学療法と放射線治療が行なわれ,退院した。Wさんは職場復帰し,定期的にきちんと外来治療を受けていたが,手術後1年目の検査の結果,数か所の骨転移が認められた。Wさんは外来でG医師から「骨に影があるので入院して治療しましょう」と説明され,再入院して強力な化学療法を3クール受けたが,吐き気・嘔吐や発熱などの副作用ばかりが強く現われ,病巣部位の改善は認められなかった。治療後の骨シンチの結果,腰椎と頭蓋骨の数か所に骨転移が認められているが,これ以上の治療効果が期待できないと判断され,退院が決まった。G医師はWさんに,「当面の治療は終わりました。今後は様子をみながらいきましょう」と説明していた。

●

　退院が近づいたある日,WさんはT看護師に「治療はきつかったけど,これでもう大丈夫ですよね。子どもが成人するまでがんばらなくては先立った夫に顔向けできないですから」と言った。Wさんの検査結果を知っていたT看護師は,Wさんは骨に転移してるのだから子どもが成人するまで(8年)ということは難しいのではないかと思ったが,とっさには曖昧な返事

しかできなかった。

●

　T看護師は病気の進行状態と予後について話し合うことがよいと思い，G医師にWさんのことを相談した。するとG医師は，「Wさんの両親は『娘がかわいそうなので，これ以上つらい話はしてほしくない』と予後が悪いことについて話さないでほしいと希望しているし，Wさんなりに状況を受け止めていると思われるので，医師側からあえて不安を募らせる話をする必要はない」と言っている。しかし，T看護師の知識やこれまでの経験からすると，Wさんは今後1年以内には病状が悪化して再入院となり，その際は対症療法しか残されていないことが予想される。

●

　T看護師は　Wさんの両親が，Wさんに代わって子どもの世話をしながらWさんの世話もしている誠実な人たちであることを知っている。さらに，頑固で介護が必要な祖父とも同居しており，もしWさんが亡くなったら，子どもの世話をどのようにするのか話し合ったりしていない状態であることも気になっている。T看護師は残されることになる子どものためにも，Wさん自身が真実を知り，判断していくことが大切なのではないかと考えている。T看護師はWさんに「もし，これからのことでわからないことや心配事があったら，先生に治療の結果や病気のことについてよく話を聞いてみたらどうでしょう」と助言をすることを考えているが，ベテラン医師であるG医師の判断および両親の予後を告知しないという希望とこの助言は相容れないのではないかと考えている。

コメンタリー1（中尾）
なぜWさんは，看護師に「もう大丈夫ですよね」と尋ねたのだろう

　Wさんは40歳で，大手企業の管理職であり，病状・治療・予後について医師から説明を受ければ十分理解できる能力をもっていると判断できる。では，Wさんはどうしてg医師に尋ねず，「もう大丈夫ですよね」と看護師に尋ねたのだろうか。

　G医師は治療終了後に「治療は終わりました。今後は様子をみながらいきましょう」と説明し，Wさんはそれを聞いていた。家族が「これ以上つらい話はしてほしくない」と希望している一方，Wさんから特に質問がないことから，G医師は退院前の説明を終わり，今後は病状が変化した時点で改めて説明を行なえばよいと考えていたのではないだろうか。しかし，T看護師は医師の説明内容とWさんの家庭の状況を知っている。医学的な知識から今後の病気の進行と予後についても推測ができる。今は良くても，いずれWさんとWさんの家族にとって厳しい状況がほぼ確実に起こりうることを予測できる。けれども，治療や予後に関しては医師が責任をもっており，状況が気になってもWさんに説明ができる立場にはない。

そして家族は，G医師から説明を受けて，つらい治療に耐えてきたWさんの希望を消さないようにしてほしいと望んだ。Wさんを傷つけまいとして家族が問題を抱え込んでいるため，真のコミュニケーションがとれない状況になっていると考えられる。

このような状況下でWさんは，T看護師に病状や予後について確認し，なんらかの保証を得ようとしていると思われる。治療結果について漠然とした説明しか受けていない以上，Wさんは自分の状況を正しく理解できていない。退院後の生活を考えれば，予後が気にならないはずはないだろう。では，知りたいという希望はどの程度強いのだろうか。Wさんの問いへの明確な答えはG医師がもっており，T看護師から明確な答えは期待できないにもかかわらず，T看護師に問いかけている。Wさん自身が，悪い情報を医師から確定的に聞きたくないと思っている可能性もある。

T看護師の対応の選択肢として，①医師の方針と家族の希望を尊重して，予後に関して聞かれても何も言わない，②T看護師から説明することはできないが，Wさんが直接尋ねればG医師も説明するかもしれないと考え「心配でしたら，先生によく聞いてみたらどうでしょう」と助言する，③Wさんが病気やこれからの人生についてどのように考えているのかよく聞いてみる，④師長を含めたカンファレンスで話し合う，⑤家族にWさんの発言を伝え対応を話し合う，などが考えられる。

このケースでは，Wさんの発言の背景を知るために，看護師に聞いた理由，心配事や希望の有無をまずよく聞き，T看護師も自身で抱え込まずに，チームで検討することが望ましいと考える。現状以上に説明を聞きたくない場合はその気持ちを尊重するが，説明を聞きたいのに聞けていない場合はカンファレンスで話し合い，師長からG医師に話してもらうのがよいのではないだろうか。師長からの情報提供によりG医師が説明について再考することが期待できる。また，このケースは家族の希望があるため，説明には医師と家族との事前調整が必要だろう。このような調整を行ない，環境を整えたあと，T看護師がWさんに助言することが結果的にWさんの納得できるインフォームド・コンセントにつながると考えられる。

コメンタリー2（森下）
医師は患者を甘くみて，両親は自分の気持ちを娘に重ねていないだろうか……

このケースで問われているのは，疾病（がん骨転移）に対する治療の効果がなく，予後不良が予想される段階での医療者や家族の対応である。

患者に対してはこれまで病状や治療方針が説明されてきている。それなのにこの段階でそれをしないのはなぜか。悪い予後判断が伝えられると，患者は不安がり，苦しんだ挙句，絶望すると"想定"されているからである。「助かる見込み」がない以上，あえてそれを口にすることは「かわいそう」であり，余計なこととみなされている。主治医と両親の頭のなかでは「治療不能＝助かる見込みなし＝死＝絶望」という連想が働いている。

たしかに，家族や医療者がそうみなすのもやむを得ない面がある。事実，「治る見込み」や

「助かる見込み」がないことを伝えられても，平然としたままでいる人は皆無と言ってよいであろう。ほとんどの人はショックから容易に立ち上がれない。しかし，その後の受けとめ方は人それぞれであるし，積極的に知らせてほしいと希望する人も増えつつある。とすれば，患者の知的状況や関心事，患者固有の視点を考慮した上で前向きに対応すべきであり，そのためにこそ，患者自身に語らせ，その悲しみを受けとめながら，種々の思いを引き出す努力と工夫が求められる。患者の思いこそがすべての対応の原点でなければならない。このケースのキーパーソンはT看護師であるが，彼女が関係者をその方向にまとめていけるかどうかがポイントとなる。

　この患者は「大企業の管理職」である。がんと診断された時からこれまでの闘病生活のなかで，自分の病気についていろいろと勉強してきたはずである。そのなかにはがん転移もむろん含まれていよう。患者の「これで大丈夫ですよね」という言葉は，「大丈夫」という事実認識というより，多分にそうありたいという願いに違いない。それゆえ，この患者には予後についてある程度の知識があるものと想定すべきである。医師は患者を甘くみているし，両親は自分たちの「つらい」気持ちを娘に重ねているにすぎない。

　「生存期間」がそう長くはないと伝えられた場合，この患者が思い悩むのはとりわけ子どもの将来のことであり，さらに親のこと，生計のこと，仕事のことなどであろう。好ましくないシナリオだとしても，それを思い描くことで予知的に行動するのが人間である。両親や弟を交えて話し合う機会をもち，心配事が共有されることで，不安や気がかりはかなり減る。医療者はそのための機会を間接的にお膳立てする必要がある。

　ここでのG医師の対応はしばしばみられるものとはいえ，これでは患者は"見捨てられた"も同然である。腫瘍サイズの大小を基準にして「治ること」「助かること」を考えるかぎり，医療者の視点は患者の視点からかぎりなくズレてしまう。回復が望めないとすれば，穏やかな体調を日々どれだけ維持できるかが患者の切なる願いである。穏やかな体調を一時的にでも維持できる「生存期間」を多少とも延ばし，できるかぎり死を遅らせるために，暮らし方の変更も含めて多様な「癒しの術」が総動員されてよい。それが医術の基本であって，そのことに近代医学もそれ以外の医学の別もない。

コメンタリー3（赤林）
真に患者を理解するとは……

　患者の「希望」とは何か。このケースは，患者の希望を真に理解することの必要性を医療者に伝えている。

　病状が進行していく各時期で，患者の希望は異なる。例えば，本ケースのような非治療期における患者の「希望」は「不安」と共存する。Wさんは，「再発の恐怖」と「治癒の望み」との狭間に放り込まれ，その間をさまよっている。また，全身多発転移などで再発してしまった時は，患者の希望はもはや完全治癒ではなく，「疼痛の緩和」であり「良き死」となる場合も

ある。

　それではWさんの「大丈夫ですよね」は，どのようなメッセージを伝えようとしているのか。患者の多くは，真実は知りたいが，ひどいことは言われたくない。患者の多くは，無神経な「告知」を望まないが，希望を保つことができるような仕方で伝えてほしいと思っている。私は，Wさんは「大丈夫でありたい」と願っていると同時に，医療者に「これからも私たちがいますから，いろいろなことがあっても大丈夫ですよ」と保証されることを望んでいるのだと思う。

　「希望をもたせる」という言葉は，病名開示の議論では，真実を伝えないことを正当化するリスクがあると批判されてきた。しかし，患者が希望をもち続けられること(それは治癒の望みとは限らない)と，正直な情報開示とがバランス良く行なわれる方法が模索されることが望ましい，と私は考える。

　もう1点指摘しておきたいことは，Wさんの長男があまり登場してこないことである。一般に，これまでの議論では，「家族」というと，成人の者が想定される場合が多かったのではないだろうか。Approach 1では子どもの患者への病気説明(38ページ)を取り扱った。しかし，このケースでの家族の主な心配は，残された子どものことであろう。T看護師もそれを心配している。12歳の男児が現在の母親の病状をどのくらい理解できるかはわからない。しかし，母親が再び厳しい闘病生活をしなければならなくなる頃には，十分自分の意見が言えるはずではないか。彼は，今すぐにでも家族の話の輪に加わることが望まれる。さらに，今後この男児が母親を失うという体験をどのようにサポートすることができるのか，今から検討しておかなければならない点である。

参考文献　Kodish E & Post SG : Oncology and hope, Journal of Clinical Oncology, 13(7), 1817-1822, 1995.

case 2

患者への内服治療の説明
情報提供に差があってもよいのか？

■ Fさん，27歳女性，専業主婦

　Fさんは，下痢，血便，発熱が続き，近医で貧血を指摘され，紹介にて総合病院を受診した。X線，内視鏡検査の結果，重症の潰瘍性大腸炎と診断され入院治療が開始された。入院後しばらくはステロイド剤（副腎皮質ホルモン）の点滴静注とサラゾピリン®の内服が行なわれた。その後状態は改善し，ステロイド剤は経口に変更となった。Fさんは個室から2人部屋に転室した。生来，話し好きで心配性なFさんは，テレビや雑誌から病気に関するさまざまな情報を見聞きしたり，患者同士で情報交換をしていた。

●

　Fさんの治療として，現在サラゾピリン®とステロイド剤の内服が行なわれている。本疾患の治療は，薬剤の効果をみながら慎重に投与量を調節することが必要になる。主治医Rは，Fさんに治療方針と薬物投与の日数，薬の種類，量，簡単な副作用を説明した。Fさんは，うなずきながら説明を聞いていたが，「ステロイドって怖い薬って聞いたような気がします。飲まなくちゃいけないんですか」と言った。それに対し，主治医Rは「副作用も心配ですが，今はあなたの病気に対する治療効果のことを考えましょう。副作用は個人差もありますし，強い副作用が出たらその時に適切な対応をします」と説明し，Fさんもうなずいていた。その後，Fさんを受け持っているM看護師（プライマリナース）もFさんから薬の副作用について尋ねられたが，「先生が大丈夫と言っているんだから，あまり気にしないほうがよいですよ」と言って補足説明はしなかった。

●

　治療開始数日後，その日の担当になったY看護師がFさんの部屋を訪室すると，ステロイド剤が指示の時間に飲まれずに置いてあった。Y看護師が尋ねると，Fさんは同室の患者Gさんとステロイド剤の副作用について話したと言い，「あの薬にたくさん副作用があるなんて私は聞いていません。本当でしょうか，飲みたくありません」と言った。Gさんは30歳代前半の女性で，3年前に全身性エリテマトーデスを発症したが，継続的に治療を受けており，同

じ主治医Rから病気や治療内容，薬の副作用などについて詳しく説明を受けていた。Y看護師は，「計画的に処方されている治療に必要な薬なので，指示通りに飲まないといけないですよ」と説明したので，Fさんは薬を服用した。

●

　Y看護師は主治医Rに，Fさんに副作用についてどのような説明がなされているかを尋ねたが，「Fさんは心配性だからいろいろ説明すると不安になって飲まなくなるかもしれないし，あまり細かく説明しないほうがよいんじゃないかな」と言った。Y看護師はこれでよいのか考えてしまった。

コメンタリー1（中尾）
長期的な自己管理に向けて考えるとやはり……

　Fさんは潰瘍性大腸炎でステロイド剤が処方された若い女性で服薬に不安をもっているため，副作用の説明が簡単にしか行なわれていない。一方，同室のGさんは同じ薬の説明を詳しく聞いて服薬管理している。主治医Rから受けた説明ではFさんの不安は軽減せず，むしろ服薬を拒否しそうな様子がみられている。

　主治医Rは，Fさんは心配性のため詳しい説明が不安を増長し治療に支障が出る可能性があると考えている。一方，理解力があり治療効果が上がると考えられる患者には詳しく説明をしており，Fさんへの限定的な説明には主治医の父権主義的な判断が入っていると考えられる。受け持ちのM看護師は，Fさんの質問に対する補足説明や主治医Rへの状況報告をしておらず，Fさんの不安に応えず，安易に安心感を与えようとするだけの対応になっている。そのため，Fさんの内服薬に対する理解は不十分なまま不安は軽減せずに経過し，同室者のGさんから詳しい副作用の話を聞いて，改めてステロイド剤に対する不安感が増強したこと，さらには自分に説明されなかったことに対する不快感とで，服薬に拒否的な態度になったと考えられる。

　「患者の権利に関する世界医師会(WMA)リスボン宣言」では「精神的に判断能力のある成人の患者は，いかなる診断上の手続きないし治療に対しても，同意を与えるかまたは差し控える権利を有する。患者は自分自身の決定を行う上で必要とされる情報を得る権利を有する」とされている。また，日本看護協会の「看護師の倫理規定」(78ページコラム参照)では「対象の国籍，人種，信条，年齢，性別，社会的身分，経済的状態にこだわりなく対応すること」，「現実の状況下において個人としてあるいは他者と協働して，常に可能な限り高度な看護を提供する」とされている。Fさんが治療に関する説明を詳しく受ける権利は，Gさんと同等にある。しかしFさんの場合，医療者の判断で情報が選択的に伝えられており，公平な情報提供を受けていない。Fさんのためと考えた限定的説明によって情報提供を受けないことが，Fさんにむしろ害を与えているといえるだろう。

Y看護師の対応としては，①FさんがステロイドC剤を飲むためには不安を煽るような情報は知らないほうがよいので，現在の主治医Rの説明以上に補足はせずに服薬を勧める，②主治医Rに，Gさんに説明しているのだから同じようにFさんにも説明すべきではないかと再度交渉してみる，③Fさんの不安による言動と主治医Rの対応を受け持ちのM看護師に伝え，主治医Rに再度説明をしてもらうように働きかける，などの対応が考えられる。

　このケースでは，Fさんの受け持ちであるM看護師と再度話し合いをもち，不安の程度や内容，理解力，判断力や家族，特に夫のサポート状況について検討して，主治医Rに相談することが適当だと考える。治療は医療者と患者の信頼関係の上に成立しているため，医師の説明に納得できず不安が続く状況では，今後の服薬を含めた長期的な自己管理は非常に難しいと考えられる。また，薬の副作用について詳しい説明を受けていたGさんも最初は不安があったと思われ，個人差があるからといって最初から限定的な説明を行なうのではなく，基本的な情報は平等に説明することが必要だろう。主治医Rからの説明に加え，看護師にはFさんの個別性をふまえて説明を補足することでFさんが病気と上手に付き合い，内服管理ができるよう援助することが求められる。

コメンタリー2（村岡）
患者は薬を頼りにしているのと同時に，副作用も心配している

　このケースでは，薬を処方する際に，医療者は患者にどのように情報を開示すべきかということがポイントになっている。医療者は，薬を処方する時には，当然，効能と副作用のバランスを考えて，多くの場合，効能というメリットが大きい場合に投薬を行なう（救急医療や他の治療法がない場合は例外）。処方の情報開示の際に医療者は，患者にこの状況について十分理解してもらい，同意を得ること（インフォームド・コンセント）が重要である。

　患者は，薬を頼りにしているのと同時に，副作用も心配している。だから「フクサヨウ」という言葉には敏感だ。例えば，慢性肝炎の患者に，ある漢方エキス製剤が処方されていたが，途中で飲むのをやめていたことが1か月ほどのちに判明した。その理由を医師が問うと，その患者は「新聞で漢方薬にも副作用がある」と知ったからだと言う。しかし，患者は薬を飲まなくなったあとも通院してその薬の処方は受けていた。では，やめたことをなぜ医師に伝えず，薬をもらい続けていたのかと医師が尋ねると，その患者は「それを言ったら，先生に悪いと思ったから」と述べている。

　このケースでも，Fさんは「フクサヨウ」が気になって薬の服用を躊躇した。患者が「心配性」であればなおのこと，十分な時間を取って入念な情報開示を行なうことが不可欠となる。情報開示は，単なる医療上の「患者へのサービス（おまけ）」ではなく，まさに医療行為の一環なのだから。

コメンタリー3（家永）
副作用についてどこまで説明すべきか

　患者に薬を処方する際に，効能はともかくとして副作用に関する情報をどこまで説明するかは，臨床の場面ではなかなかの難問である。製薬会社が添付する能書に記載されたすべての副作用情報を告知したのでは，患者によっては副作用が心配で服薬をためらうことになるだろうし，別の患者はあまりの副作用情報の多さのためにかえって大事な情報を見落としてしまうことにもなりかねない。医師や看護師，薬剤師としては，患者の病気の性質，薬を投与する必要性，副作用に対する注意喚起の必要性，さらには患者の性格などを見極めながら，メリハリを利かせて薬の性質，効能，副作用に関する情報を提供していくべきであろう。

　このケースの場合，副作用情報を提供することによって患者が不安を抱くことを避けようとするあまり，主治医Rの患者に対する説明が初めから一貫して不十分だったのではないかと疑われる。潰瘍性大腸炎がどのような原因で起こり，どのような症状を伴う病気であるか，それに対処するための治療法としてどのようなものがあるのか，Fさんに対して採用された薬物による治療法で用いられるステロイド剤およびサラゾピリン®はどのような効果をめざしてどの程度の期間投与する予定か，予想される副作用としてはどのようなものが考えられるか，副作用が発生した場合にはどう対処するつもりか，ステロイド剤を使わない治療法はあるのか，あるとしたら，使用しない場合と使用した場合の治療効果の差はどの程度なのかといった事柄を，医師だけでなく，看護師，薬剤師らが折に触れて説明し，患者からの疑問に答えていれば，Fさんが同室の患者からの噂話を真に受けて服薬を怠ることはなかったのではないだろうか。

　服薬指導，特に死亡など重大な結果を生じうる副作用に関する情報を患者側に提供することは，医療側に課された法的な義務でもある。髄膜腫摘出患者の退院に際して，抗痙攣剤（アレビアチン®）を処方した医師には，単に「何かあればいらっしゃい」と言うだけでは足りず，副作用として皮膚疾患（TEN症：中毒性表皮壊死症）がありうること，したがって発疹やかゆみが生じた場合にはすぐに連絡を取るよう指示するところまでの服薬指導上の注意義務があるとした判例も存在する（高松高裁平成8年2月27日判決）。

COLUMN 看護者の倫理綱領

　日本看護協会は1988年に作成された「看護婦の倫理規定」を改訂し，2003年12月「看護者の倫理綱領」を公表した。内容は，従来の規定の理念・価値観を踏襲した上で，社会情勢や医療・看護を取り巻く環境の変化に対応する行動指針に改訂され，条文は10条から15条に増えた。また，保健師，助産師，看護師，准看護師を総称する呼称として「看護者」を用いている。

　前文で「看護は，あらゆる年代の個人，家族，集団，地域社会を対象とし，健康の保持増進，疾病の予防，健康の回復，苦痛の緩和を行い，生涯を通してその最期まで，その人らしく生を全うできるように援助を行うことを目的としている」と述べた上で，「看護婦の倫理規定」に示されていた，人間の生命・尊厳および権利の尊重，対象者への平等な看護の提供，プライバシーの保護などの内容に，患者と看護者の信頼関係，患者の知る権利・自己決定権の尊重，看護者自身の健康保持，看護者の品行，地球環境資源の保護といった内容が加えられた。「看護者の倫理綱領」の詳細は，http://www.nurse.or.jp/nursing/practice/rinri/rinri.html　もしくは，日本看護協会：看護者の倫理綱領，看護，55（11），69-72，2003を参照。

COLUMN 医師の倫理規定――日本医師会の「医の倫理綱領」

　日本医師会は，1951年に作成された「医師の倫理」を改訂し，2000年4月に新たな「医の倫理綱領」を採択した。その内容は半世紀前のものから，現在の状況に沿うよう改変され，インフォームド・コンセント，患者の自己決定，情報開示の考えなどが強調されている。まず最初に「医学および医療は，病める人の治療はもとより，人びとの健康の維持もしくは増進を図るもので，医師は責任の重大性を認識し，人類愛を基にすべての人に奉仕するものである」とした上で，以下の6項目よりなっている。①医師は生涯学習の精神を保ち，つねに医学の知識と技術の習得に努めるとともに，その進歩・発展に尽くす。②医師はこの職業の尊厳と責任を自覚し，教養を深め，人格を高めるように心掛ける。③医師は医療を受ける人びとの人格を尊重し，やさしい心で接するとともに，医療内容についてよく説明し，信頼を得るように努める。④医師は互いに尊敬し，医療関係者と協力して医療に尽くす。⑤医師は医療の公共性を重んじ，医療を通じて社会の発展に尽くすとともに，法規範の遵守および法秩序の形成に努める。⑥医師は医業にあたって営利を目的としない。

　この他の医療職能集団において，「薬剤師倫理規定」（日本薬剤師会，1997年），「日本作業療法士協会倫理綱領」（1986年），「日本理学療法士会倫理規定」（1997年最終改訂），「臨床心理士倫理綱領」（日本臨床心理士資格認定協会，1990年），「ソーシャルワーカー倫理綱領」（日本ソーシャルワーカー協会，1986年宣言・日本社会福祉士会，1986年採択），「日本精神保健福祉士協会倫理綱領」（1995年最終改訂），「日本介護福祉士会倫理綱領」（1995年）などがある。

case 3

認知症高齢者の転倒・転落事故
物理的・人的資源に限界があるなかでの対応

■ Sさん，85歳女性，無職

　Sさんは5か月前に重度の腹膜炎になり総合病院外科で手術を受けた。その後1か月の間，ICUと観察室のベッド上で安静の指示が出され，その結果筋力が低下し関節が拘縮した。総合病院での治療が終了し状態が安定したため，2か月前に今の介護老人医療施設（療養型病床群）の7階に移ってきた。Sさんには，子どもたちがいるが面会は少ない。入院当初はベッド上に臥床する時間が多く，数歩は歩けるが，立ち上がりが1人でできないので介助が必要であった。難聴があり，食事は自力で可能だが便意・尿意がないため常時オムツを使用し，全面介助を受けていた。日常はベッド上かテーブル付きの車椅子に乗ってホールでテレビを見て過ごす時間が多かった。認知症症状がみられ（長谷川式認知症スケールで最重度の認知症），時に不穏状態になることもある。これまでに息子と娘を間違えたり，大事にしている物を取られるという不安を感じてか時々車椅子から立ち上がろうとしたり，ベッドから降りようとして，数回，病棟内で転倒していた。転倒を発見してSさんから話を聞いた看護師の報告では，直接的な理由はわからないということであった。

●

　C看護師は，廃用性症候群の改善と心理面の活性化を図ることを考え，Sさんに声をかける機会を増やし，できるだけ車椅子に乗せて臥床時間を減らすこと，臥床時は畳の部屋に移動して休ませることを計画し，病棟カンファレンスで話し合って実施していたが，1か月前の定期異動で病棟を変わった。

●

　Sさんの入院している7病棟は最近重症患者が多くなり，看護師は忙しそうに仕事をしている。C看護師が久しぶりに7病棟に行ったところ，Sさんがベッドに臥床しており，声をかけても表情が乏しく言葉も少なくなっていた。以前よりも車椅子に乗っている時間が減り，食事の時以外はほとんどベッドに臥床しているようであった。新しくSさんの担当になったB看護師に様子を聞くと，「Sさん以外にもケアが必要な患者が増えたのでSさんだけに十分な時

間を取ることができない。認知症があって転倒・転落事故につながりそうな患者にはすべてのベッド柵を立てておき，勝手にベッドから降りないようにして，事故を防ぐようにしている。事故が起こって骨折すると，寝たきりになることも考えないといけない。それにSさんの家族はたまにしか来ないけれど，もし大きな事故が起きると病院や看護師が訴えられるかもしれない」と言った。C看護師は7病棟から帰りながら，この状態が続いたらSさんがいずれまったく歩けなくなり寝たきりになってしまうのではないかと考えた。

コメンタリー1（中尾）
管理中心の対応を行なうスタッフを非難するのはたやすい，ではどうするか……

　認知症のある高齢者に対する身体拘束廃止への取り組みが広がっている。介護保険施設の指定基準上，当該入所者または他の入所者等の生命または身体を保護するために緊急やむを得ない場合には身体拘束が認められているが，これは「切迫性」「非代替性」「一時性」の3つの要件を満たし，かつ要件の確認等の手続きが慎重に実施されているケースに限られている。Sさんは認知症のある高齢者で過去に転倒・転落を繰り返していた。このようなSさんや家族にとってどのような対応が望ましいのだろうか。

　C看護師の対応は，Sさんを人間として尊重すること，「安楽」に重点を置いている。人間らしい生活をという視点から計画し，医師・看護職・介護職・リハビリ技師らで話し合い，Sさんや家族にも説明して了解をもらった。畳の部屋への移動，夜間帯の限られた身体拘束，多くのスタッフからの声かけやタッチングにより，Sさんの表情は良く，転倒事故は予防できていた。しかし，スタッフが常時そばに付いていることはできないため，転倒・転落が起こりうる可能性は否定できない。

　一方，B看護師のSさんに対する対応は，転倒・転落事故を起こさないこと，「安全」に重点を置いている。重症の患者が多くて他の患者にもケアが必要である時，限られた条件のなかで転倒・転落の危険からSさんを守るため，介助者が付いている時以外はベッド柵をすべて立ててベッドから降りられないように身体を拘束する。これは重度の認知症で判断能力がないと考えられるSさんを事故から守るという点では有効であるが，人間としての尊厳を奪っていると考えられる。

　このケースでは，以前の状況とは変化しているためすべてをC看護師が計画していたことと同じにというのは難しいかもしれないが，Sさんにとってできるだけ人間らしく安定した生活ができるような援助を行なうべきだろう。転倒・転落を招かないという責任感から，看護師はSさんの危険予知能力が不足していると考え，危険から庇護しようと予期的身体抑制を肯定する傾向にある。けれども，認知症があっても身体拘束されるのはSさんであり，家族とともに十分に説明を受けたのちに，受けるメリットとデメリットを比較・検討して身体拘束の可否を決めることが必要とされる。

　限られた条件のなかで事故を避けようとして，管理中心の対応を行なうスタッフを非難する

ことはたやすい。しかし，過去に事故を経験したことから自責の念や罪悪感が残り，拘束しないことで安全が確保できないと不安を感じるスタッフもいる。だからこそ重要なことは，限られた条件下でどのように人権を重視しながら危険防止ができるかを，責任者を含めたチームでカンファレンスを行ない，問題状況の検討のなかから少しずつでも解決の糸口を見つけることであろう。スタッフ間での情報の共有や意見交換を通して知恵を出し合い，目標・計画の修正，身体拘束に代わる工夫を検討することで，望ましい対応を見いだすことができると考える。また，家族にも事情はあるだろうが，できるかぎりの面会を働きかけることが重要と思われる。家族を含めた患者・入所者の周囲にいる人々（もちろん医療者も）の連携が身体拘束廃止には必要ではないだろうか。

コメンタリー2（白浜）
「身体拘束ゼロ」が高齢者ケアの目標ではない，というところから考える

　身体拘束の問題を，高齢者医療にかかわる医師の立場から論じてみたい。

　「身体拘束は仕方がない」という従来の考えは改めなければならないが，「身体拘束ゼロ」が高齢者ケアの目標ではない。コメンタリー1にあるように，安楽に暮らせることが高齢者ケアの目標だとすれば，当然そのなかには安全の確保が含まれなければならない。転倒骨折して苦しむのはＳさん自身だからである。全国老人保健施設協会の集計によると，保険金支払いの対象となった転倒や転落事故が，介護保険導入後1.7倍に急増しており，介護保険制度導入で身体拘束が原則禁止されたことが背景にあるとみる意見もある[1]。今後，抑制を廃止するには，見回りの人員を増やす，低いベッドを増やすなどの人的・物理的環境整備が急務であろう。

　現実には「転倒のたびに呼び出されるのは大変だし，本人が何度も痛い思いをするのはかわいそうだから，抑制してほしい」と希望する家族も多い。また緊急時には身体拘束がどうしても必要なこともあるだろう。このケースでも，肺炎と脱水によるせん妄状態が起きれば，抑制してでも点滴を開始し，抗生物質と水分を投与することが必要となるだろう。さらに，患者が自傷他害の恐れのあるような興奮状態に陥った時にはどうするのか，重症患者に手を取られて，徘徊患者の見回りをできるスタッフが不足した場合はどうするのか，難しいところである。

　身体拘束廃止の取り組みにより，看護職や介護職が仕事にやりがいを感じてきたという報告も多いが，日本の医療現場ではスタッフの数が決して十分ではなく，事故が起きるたびに責任を問われるために，結果的には看護職や介護職の燃え尽きや離職を増やしたり，施設側が「手のかかる患者」を引き受けることに消極的になるといったことも考えられる。

　このケースへの対応は，患者家族を含めたチームスタッフ全体で悩みながら，可能かつ患者にとって最善のケアを模索していくことを勧めたい。普段から患者の人権に配慮した温かな対応がなされていれば，たとえ骨折事故が起きても，その治療後またその施設に戻ってくること

もあるであろう。また，急患への対応でその場を離れなければならない時，「今あなたを見守ってあげられないので，短時間だけ抑制するけれどごめんなさいね」と抑制前にひと言声をかけることができれば，それは決して相手の人権を無視した対応とはいえないのではないだろうか。

参考文献　1) 老人介護施設で事故急増，共同通信，2001年8月22日付．

コメンタリー3（家永）
C看護師のように良心的な看護師のジレンマは同情に余りある

　医療者に課せられた注意義務は，決して診断，検査，処置などの医療行為に限られるものではなく，問診，説明，療養指導，服薬や食事指導，経過観察，面会・外出・外泊の許可，退院決定などさまざまな患者のケアや病棟の管理などにまで及ぶ。もちろん認知症の高齢入院患者の介護に関しても，注意義務違反（過失）がなかったというためには，当該医療機関に要求される医療水準に適合したケアを提供することが要求される。例えば，現在の医療慣行ではそこまでは要求されていないとか，基準看護に従った看護師配置でそこまでやるのは無理だという場合でも，裁判となれば，医療慣行や基準看護の限界を理由に注意義務の程度が軽減されることはない。実際，医療慣行に従った問診だけでは注意義務を尽くしたことにならないとした東大病院輸血梅毒事件（最高裁昭和36年2月16日判決）や，基準看護の範囲内で体位変換を行なったとしても注意義務を尽くしたとはいえないとした褥瘡事件（東京地裁平成9年4月28日判決）などの例がある。

　C看護師のように良心的な看護師のジレンマは同情に余りある。家族の面会も少ない高齢の認知症患者Sさんの身体的，心理的両面の活性化を図るためにベッドから出やすくしてなるべく車椅子の時間を増やしたいが，担当部署は多忙な上に転倒事故などによって家族から訴訟を提起されることも心配で，ベッドの柵を閉めたままの状態が続いている。たしかに，看護師が良かれと思って運動させたとしても，もし転倒・骨折事故が起きれば訴訟の可能性がないとはいえないだろう。患者の家族が頻繁に面会に訪れ，患者の回復ないし機能低下の防止にも積極的であれば，看護師が患者の機能低下防止のために払ってくれている努力にも理解を示し，家族と看護師との間に信頼関係ができていることが多いだろう。そのような看護師の努力の過程で万一転倒事故が発生しても，家族が訴訟を提起することは考えにくい。

　しかし，このケースのSさんの家族はそのような熱心な家族ではない。看護側との信頼関係が形成されているようでもない。C看護師としては，なんとかSさんの家族に働きかけて面会の回数を増やして，面会時にはSさんを動かすよう説得する一方で，病院の職場レベルで看護要員やボランティア要員などを増やすように働きかけるしかないのではないだろうか。

COLUMN 身体拘束ゼロの動き

　厚生労働省「身体拘束ゼロ作戦推進会議」は「身体拘束ゼロへの手引き－高齢者介護に関わるすべての人に」を2001年3月に発行して全国の市町村に配布し，身体拘束ゼロに向けての取り組みを推進している。1999年3月に介護老人保健施設等の介護保険が適応となる施設における身体拘束の禁止規定(厚生省令)が示され，2000年4月に介護保険制度が始まった。本文中にあるように介護保険指定基準が設けられており，「緊急やむを得ない場合の対応」として，身体拘束を認める場合の3つの要件，手続き，記録についての規定が示されている。

　介護保険指定基準において身体拘束禁止の対象となっている具体的な行為は，徘徊防止のために車椅子や椅子・ベッドに体幹や四肢をひも等で縛る，転落しないようベッドに体幹や四肢をひも等で縛る，自分で降りられないようにベッドを柵で囲む，点滴・経管栄養等のチューブを抜かないように四肢をひも等で縛る，手指のミトン型の手袋をつける，車椅子や椅子からずり落ちたり，立ち上がったりしないようにY字型拘束帯や腰ベルト・車椅子テーブルを付ける，脱衣を防ぐために介護衣(つなぎ)を着せる，他人への迷惑行為を防ぐためベッドに体幹や四肢をひも等で縛る，行動を落ち着かせるために向精神薬を過剰に飲ませる，自分の意思で開けることのできない居室に隔離する等があげられている。

　また最近はICU，脳外科病棟などの急性期病棟においても，身体拘束廃止への取り組みが進められている。生命維持や安全のためにやむを得ない拘束がある一方で，不必要な拘束の存在も指摘されており，急性期でも患者の状態に応じた身体拘束の是非について議論になっている。

case 4

職場における感染症への対応
インフォームド・コンセントと守秘義務

■ Aさん，35歳男性，町工場の職員

　Aさんは10人ほどの小さな町工場の職員である。先日行なわれた職場の定期健康診断の胸部レントゲン写真で，異常陰影を指摘された。Aさんは精密検査のため，同じ町の診療所を受診した。自覚症状としては熱もなく時々咳をする程度であったが，胸部レントゲン写真では，健康診断と同様に右上肺野に2cmほどの腫瘤陰影を疑わせるような所見があった。

●

　診療所のB医師は結核や肺がんを疑い，確定診断のため胸部CTの設備がある総合病院へAさんを紹介した。その病院からB医師への報告書では，「胸部CTで空洞と散布巣があり，結核の疑いが強い。気管支鏡検査をしたいが排菌して他の患者へ感染させる可能性もあるので，結核病棟のある結核専門病院で精査されることを勧める」という返事であった。

●

　B医師はAさんに対して，結核が一番疑われること，今は良い治療薬があるので適切な治療を早期に始めれば完治できること，そのためにも結核専門の病院で診断・治療を受けることを勧める，と話した。また結核はまわりの人に感染させる危険があることを話し，もしその危険が高い場合は入院になることもある，と伝えた。Aさんからは近々結婚も考えているような話もあったので，相手の方や将来生まれてくる子どもは特に感染の危険が高いので，できるだけ早く治療を始める必要がある，とB医師は強調した。最終的にB医師はAさんの希望を聞いて，住まいに近い結核療養所宛の紹介状を書いた。

●

　しかしAさんは自覚症状がないこと，仕事が休めないなどの理由で，結局，結核療養所に受診をしなかったらしい。B医師は何度かAさんに電話連絡を取ったが，今は休めないとの一点張りであった。B医師は，仕方なくAさんに受診を促すように工場の主任へ連絡したが，主任からは「元気で働いているし，人手も足りないし，こちらから休めとは言えない」と言わ

れ，結局 B 医師自身もそれ以上強く関与できないままになっていた。ところがそれから約 2 年後，同じ工場の 20 歳代の男性が，保健所から結核感染の疑いという紹介状をもって B 医師を受診した。実は，A さんは症状が悪化して入院となり，結核予防法の規定により保健所の定期外検診が施行され，その結果，同じ職場の 3 人にツベルクリン反応強陽性が出たためであった。工場の従業員は同じ車で一緒に通勤し，換気の悪い工場のなかで 1 日中働いていたらしい。B 医師は 2 年前にもっと適切な介入ができなかったのだろうかと後悔した。

コメンタリー1（白浜）
患者の人権と第三者の人権を尊重するために

　地域の診療所で職場検診にもかかわるプライマリケア医の立場から考えたい。このケースの対応について，以下の 3 つの問題があるように思う。

　第 1 に，インフォームド・コンセントの問題である。B 医師は，医師として，患者に必要十分な説明をしたと思われるが，自覚症状もなく，まだ心の準備ができていない患者にとっては，恐怖心を与えるだけの説明になっていたのかもしれない。結核などの感染症は，今なお社会の偏見があり，結核予防会のホームページにも「大学の集団感染の事例で，町の人がその大学生全体を危険な患者とみなして，アルバイトにその大学の学生を雇って大丈夫かなど，常識を逸脱した過剰な反応がみられているケースがある」と報告されいる。結婚を控えた患者には，なおさら隠したいという気持ちが働いたのかもしれない。

　第 2 は，産業保健の問題である。職場の健康診断は，労働安全衛生法によって毎年 1 回の胸部レントゲンを撮ることになっている。また，本来結核は伝染性の疾患で，同法第 68 条に基づいて産業医の意見をもとにして事業者が，労働安全衛生規則第 61 条によって法定の就業禁止（解雇の意味ではなく一時的な出社停止や当該業務からの配置転換など）をすることになっている。しかし，50 人未満の事業所では労働安全衛生法上，産業医の選任の義務がなく，会社の担当者に対して健康診断実施後の就業措置を進言する立場の産業医がいない現実がある。そして，本人にも工場の衛生担当者にも，仕事はできるし大したことはないという結核に対する甘い判断と経営効率の優先があったと思う。

　第 3 に守秘義務の問題である。患者がなかなか受診しないため，仕方なく主任に強く患者の受診を勧めた行為は，患者本人の承諾がなかったのであれば守秘義務違反にあたる。しかし，患者本人が医療者の勧めを受け入れず，第三者への感染の危険が強く懸念される状態では，守秘義務の放棄が正当化される状況ともいえる。感染症の対応で医師の取るべき立場は，患者の人権と第三者の人権をともに尊重することにある。

　では，自分が B 医師の立場であればどのような対応ができただろうか。まず，一方的な情報提供だけでなく，もう少し患者の心情を聞きながら説明し，患者の希望を聞いた上でどう対応するかを考えたい。最近の文献によると，初感染結核は外来で仕事を続けながらの治療もできるという報告もあり，外来で喀痰検査などをしながら治療を始める方法もあるだろう。ただ

このケースは，空洞形成病巣から周囲の人への感染も気になり，診療所医師が1人で対応するのは難しい。呼吸器専門医や地域の保健所などの結核の専門家に相談すれば，ほかに良い対応が取れたのではないだろうか。この段階ではまだ結核の確定診断はなく結核予防法による届け出の対象にはならないが，地域の保健所に連絡して，担当の保健師や医師と相談しながら対応すれば，患者が病院へ受診しなくても継続的な訪問指導といった対応や職場への指導もスムーズにできたと思われる。

コメンタリー2（村岡）
健康診断は社会的作業でもあることをアピールする必要がある

　このケースでは，健康診断（検診）の結果を，被検者に何をどの程度どのように伝えるかがポイントになっている。健康診断は，一般に，ある集団の健康状態をチェックし，潜在している病者やその恐れのある「病前段階」の人を早期診断して早期治療することで，集団全体の健康状態を改善しようとする社会的作業である。したがって，健康診断は，個々人の健康状態を調べるだけでなく，その人が属する集団（地域，会社，学校など）の健康状態を管理する目的で行なわれている（そのため個人主義の立場からは，批判ないしは反対されやすい社会的介入である「社会防衛」の側面もある）。

　ところが，多くの被検者は，前者の個人的目的としてしか理解していない。だから，健康診断を行なう医療者は，後者の目的も社会一般に，あるいは事業主や個々の被検者にもっとアピールする必要があるだろう。人間社会では個々人が相互に関連し影響し合って存在している。病気に関しては，特にそうである。このケースの結核のような感染症はいうまでもなく，「生活習慣病」も同様に，日常生活や会社での就業条件などと深い関係がある。被検者や事業主にしても，自分が結核になるということは，同様の条件下に生活する家族や同僚にも感染が広がっている危険性があることを考えに入れて，検査結果を判断し，行動すべきであっただろう。

　ただし，検診を行なった検者と「異常」が発見された被検者との関係は，病院での患者-医療者関係（医師-患者関係）ほど緊密ではない。そのために，B医師は情報開示や医療的介入に遠慮しすぎたきらいがある。このケースの場合，CTの結果からも臨床的にはほぼ結核と診断できるのだから（もしできないのなら肺がんなどの鑑別診断を進めなければならない）守秘義務は解除され，保健所への届け出が必要な時期にあった可能性が高い。放置すれば（紹介状だけ書いて，その後を確認していない），Aさんの病状増悪と職場感染の事態は十分予測されたわけだから，Aさんと（必要なら，職場での誤解・パニックや差別を防ぐために同僚などを交え），時間をかけつつ，最善策や次善の策について検討すべきであったと思う。

コメンタリー3（大林）

2年後に悪い事態が起こらなかった，としたら……

　まず第1に，診療所のB医師が診断結果のほかに，職場の状況，結婚が近いこと，生まれてくるであろう子どものこと，それらを医師としてどこまで背負い込んで説明していくかが問題であろう。ここでのインフォームド・コンセントは，産業医の法的位置づけや事業所との関係にも関連づけて検討される必要がある。またインフォームド・コンセントには，患者と医師との情報の共有，判断決定の共有という意義もあり，その点も踏まえねばならない。

　第2に，「仕方なく工場の主任へ患者の受診を促すように連絡した」点である。どこまで主任に話したかは不明だが，患者には「プライバシー権」がある。それは今日では，「患者の個人情報について，患者自身がコントロールする権利」として認められてきている。もちろんこのケースのように第三者への影響が考えられる場合には，患者本人に，職場への連絡の必要性について説明しておくことも考慮されるべきではなかっただろうか。

　第3に，診療所のB医師は，予測されたことが2年後に実際起こってしまった責任を感じているが，「あの時こうしておけばよかった」，「こうしてくれればよかったのに」ということには，可能なことと不可能なことがあるであろう。もちろん，悪い事態が起こってしまったことで責任を感じる必要はあるが，では，もし2年後に悪い事態が起こらなかったとしたら，責任を感じないのであろうか。医師の「専門職としての倫理」の確立が求められていることを物語る事例ではないだろうか。

case 5

信仰上の理由による輸血拒否
患者の希望に医療者はどこまで従わなければならないのか

■ Nさん，63歳女性，専業主婦

　Nさんは近くの病院で肝臓がんと診断され，T大学病院に紹介された．Nさんは30年以上前からエホバの証人の信者であり，同派の聖書解釈に従っていかなる事態に至っても絶対に輸血はしないでほしいと希望している．しかし決して死を望んでいるわけではなく，生への強い希望をもっており，輸血以外のあらゆる治療を行なってほしいと思っている．すなわち，自分の信仰ないし治療に関する意思の尊重およびその範囲内での疾病の治癒を望んでいる．

●

　一方T大学病院では，「診療拒否はしない，エホバの証人信者による輸血拒否の意思はできるだけ尊重する，しかし，輸血以外に生命の維持が困難な場合には患者およびその家族の意思にかかわらず輸血を行なう」ことを方針としていた．Nさんについては，手術をすれば延命が期待できるが，手術の際の出血量によっては輸血が必要になることもあると判断された．Nさんは手術の実施には同意しているが，医師に対して口頭で「血の1滴でも輸血することはできないし，自分の血を貯蔵しておくこともできません．でも，それに代わるものなら大丈夫です」「死んでも輸血をしてもらいたくない」と伝えている．Nさんの家族（夫と成人した息子）も，Nさんの輸血拒否の希望を尊重した治療が行なわれることを望んでいる．

●

　Nさんの治療の責任者であるA医師は，「腫瘍も含めて肝臓をこの程度切除する」という治療方針をNさん本人に説明した．それに対して，家族から「いかなる輸血も受けることはできない．この指示に従ったことによって生じるどんな損傷に関しても，医師らの責任を問うことはありません」というNさん本人の署名および家族の連署のある免責証書がA医師に手渡された．その後，病院の書式に従った手術同意書も提出されたが，その際家族からは輸血の話は出なかった．A医師は，「Nさんの生命を守るためには手術が必要であり，輸血について説明すればNさんは手術を拒否するだろう」と考えて，手術前に輸血についてはあえて説明しなかった．

●

　手術前の検討会においては，出血量は 1500 ml 程度と予想されたが，無輸血で手術を行なう 100% の見込みはないとして 3000 ml の血液を準備して手術を行なうことになった。手術を実施すると，予想外の大量出血（約 2200 ml）があり，N さんの同意のないまま濃厚赤血球および新鮮凍結血漿が計 2400 ml 輸血された。結局手術は終了したが，無断輸血の事実について週刊誌の記者から病院に取材申し込みがあったため，退院の際に A 医師らから輸血の事実が N さんに伝えられた。

●

　N さんは輸血なしで治療を行なうとの特約に反して輸血が行なわれたことによって，N さんの自己決定権および宗教上の良心を侵害されたとして，医師らおよび病院開設者に対して 1200 万円の損害賠償（慰謝料）の支払いを求める訴訟を提起した。第 1 審は，「いかなる事態になっても輸血しないという特約は公序良俗に反して無効である」などとして，N さんの訴えを退けた（東京地裁平成 9 年 3 月 12 日判決）。第 2 審は，この事例においては絶対的無輸血（いかなる事態になっても絶対に輸血はしない）という合意は成立していない（もし成立していればそのような合意も有効である）。本件のような手術を行なう場合に必要とされる患者の同意は，各個人が自己の人生のあり方（ライフスタイル）を決定することができるという自己決定権に由来するものであるが，特段の事情がある場合を除いて自己の生命の喪失につながるような自己決定権も認められる。本件の患者は悪性腫瘍であり手術をしたからといって必ず治癒が望めるわけではないから，術前検討会で無輸血で手術を行なう 100% の見込みがないと判断した時点で病院の方針を説明して，相対的無輸血（救命のために必要な場合には輸血を行なう）の条件のもとでも治療を受けるか，絶対的無輸血の意思を貫くかの選択の機会を患者に与えるべきであったとして，医師らの説明義務違反を認め 50 万円の慰謝料を支払うように命じた（東京高裁平成 10 年 2 月 9 日判決）。

●

　最高裁も 2 審判決を支持した。最高裁判決によれば，「自己の宗教上の信念に反するとして輸血を伴う医療行為を拒否する意思決定も患者の人格権の一内容として尊重されるべきである」とした。「患者が輸血拒否の固い意思を有することを知っている病院としては，輸血以外に救命手段がない事態が生ずる可能性を否定できないと判断した時点で，病院としてはそのような事態が生じた場合には輸血する方針であることを説明して，本病院への入院を継続して本件手術を受けるか否かを患者の意思決定に委ねるべきであった」として，患者の人格権侵害による慰謝料の支払いを病院に命じた（最高裁平成 12 年 2 月 29 日判決）。手術後 N さんは 5 年間生存した。

＊本症例は，実際の裁判事例に基づいている。

コメンタリー1（家永）
法的にみた医師の義務と患者の権利

　このケースで問題となっているのは，患者の生命や健康を守る医師の義務と，自分の身体にかかわる事項（治療行為も含まれる）を自分自身で決定する患者の権利とが衝突する場合に，両者をどのように調整するかということである。

　このケースのモデルとなった東大医科研エホバの証人輸血事件において，第1審判決は，「一般的に，医師は，患者に対し可能なかぎりの救命措置を取る義務があり，手術中に輸血以外に救命方法がない事態になれば，患者に輸血する義務がある」とした上で，この事件の具体的な事実関係のもとでは，患者の輸血拒否の「意思を認識した上で，患者の意思に従うかのように振る舞って，患者に手術を受けさせたことが違法であるとは」言えないと述べて，医師の救命義務を全面的に優先させた。おそらく多くの医師は，患者に対して可能なかぎりの救命措置を取ることを職業上の義務と考えているだろうが，それを「法律上の」義務であるとする根拠はこの判決もなんら示していない。

　あえて医師の一般的な救命義務の法的根拠を探せば，医療法1条の2に医療者の生命尊重義務が記されていることがあげられるが，この条文も無条件に医師らによる生命尊重を求めているのではなく，「医療は，生命の尊重と個人の尊厳の保持を旨とし，医師…（中略）…その他の医療の担い手と医療を受ける者との信頼関係に基づ」いて行なわれなければならないと規定している。法律的には，第2審判決および最高裁判決のように，たとえ生命に危険が及ぶような場合でも，輸血を伴う外科手術を受けるか，無輸血の意思を尊重して外科手術を行なってくれる他の医療機関に転院するか，それとも手術は受けずに自宅に戻って治療するかは，患者自身の選択に委ねるべきであり，そのような選択の機会を奪ったこのケースの医師らの行為は患者の自己決定権を侵害したとみるのが法学界では通説である。

　もちろん医師ら医療者には，診療当時の臨床医学の実践における医療水準に従って最善の注意義務を尽くして医療を行なう義務がある。したがって，輸血なしに外科手術を行なうことが自分たちの医療機関に要求された医療水準に適合しないと判断した場合にまで，医師らが患者の無輸血という指示に拘束されて無輸血で手術を行なう義務があるわけではない。輸血の必要性が高いことを十分に説明し，説得する必要はあるだろうが，それにもかかわらず患者が断固として輸血を拒否した上で手術を行なうことを求めた場合には，たとえ患者側が免責証書（無輸血による手術によって患者に被害が生じたとしても医師らの法的責任を問わない旨を記した文書）を提出したとしても，そのような手術を行なうことは医療水準に適合しない医療行為を強要するものであるとして拒絶することができる。

　輸血を拒否している患者が未成年者の場合は，さらに難しい問題となる。その場合でも，未成年者であるというだけの理由で医師が自分の裁量で輸血をしたり，親の同意だけで輸血をしたりしてよいということはできない。とくに成人間近の未成年者の場合には，本人の輸血拒否の意思決定にはそれなりの重きを置くべきである。しかし，輸血拒否が患者の生命に危険を及

ぼすような場合には，未成年者本人の意思に反してでも輸血が認められるであろう。できれば倫理委員会や同僚医師の同意を得ることが望ましい。親が同意を拒否している場合にも，未成年者の生命維持のために不可欠ならば，輸血が認められるべきである。日本には判例はないが，英米では，親には未成年の子どもを殉教者にする権利はないとして，輸血を認めた判例がいくつもある。

コメンタリー2（森下）
これは特殊なケースではない。医療者と患者・家族共にある特定の"信念"

「信仰上の理由から輸血という手段だけを拒否する」というこのケースは，何か特殊な印象を与えかねないが，決して例外的なものではない。例えば末期がんの治療に関して，通常の標準的な外科手術を受け入れたがらないというケースは時折みられるものである。したがって，「輸血拒否」というのは，医師がこれしかないと確信をもつ治療のやり方に対して，患者のこれまた確信ある死生観がぶつかり，両者の妥協点が見つからないというパターンの一例である。ここでは法律とは違う視点から眺めてみる。

医療者からみれば，それらはたしかにあまりに「非常識」で「わがまま」で「奇妙」な信念である。しかし，人生の締めくくり方・最期の迎え方に関して，人がさまざまに異なる信念をもつのは当然のことではなかろうか。患者という存在は医療者の分身ではない。あくまで「他者」なのである。「輸血拒否」もその種の「異なる信念」にすぎない。

とはいえ，患者はたしかに他者ではあるが，正確には「助けを求める」他者である。この特殊な存在ゆえに，医師の考える「治る」「助かる」ということの意味範囲と，患者の考えるそれとが微妙に重なりつつも，不可避的にズレてしまうのである。この不可避的なズレは決して埋めることのできないものである。それを自覚しているか否かが医療者の質を決定的なところで左右する。

医療者は，患者が自分と異なる信念をもつことに耐えなければならない。しかし問題は，患者側の信念であれば，たとえ生命がかかっていようと，どんなものであろうと医療者は尊重しなければならないのかという点にある（他者に身体的な危害を及ぼす場合を除いて）。「判断能力の低下」や「うつ病」というレッテルを貼って困難を解消するのではないとすれば，いかなる基準から境界線を引けるのだろうか。考えてみてほしい。

この段階で言えるのは次のことだけである。医療者に要求されるのは，「この治療法しかない」という思い込み・こだわりから自由になることであり，特定の治療＝助かることという等号を外してみることである。そのためには，「治る」「助かる」ことの意味範囲の不可避的な限界を自覚しつつ，患者にとっての「助かること」の意味に「できるかぎり」接近し，その近似的な了解に照らして自分の視点を見つめ直すことが求められる。同様にまた，特定の信念へのこだわりから自由になる努力は患者やその家族にも要求される。

コメンタリー3（白浜）

インフォームド・コンセントにおける工夫

　エホバの証人の信者で輸血拒否をする患者の担当医が考えておくべきことを中心にコメントしたい。まず最初に，エホバの証人の信者は決して治療をすべて拒否しているわけではなく，自分たちの信仰に基づいて「輸血」を拒否していることを確認しておきたい。ただし，「輸血を受けると永遠の命を失う」というこの「輸血」の解釈は，体外循環や血液透析，血液成分のアルブミンは除外されるなど，複雑な取り決めがあるので，患者が望む時には，「医療機関連絡委員会」（医療者と信徒の橋渡しをするメンバー）にインフォームド・コンセントの場に同席してもらう必要がある。

　このケースは，肝臓の切除手術で，術中に出血多量で輸血しなければならない事態は十分に予測されたはずである。そのような時にどう対応するかについて，患者や家族と術前に十分な話し合いがなされていなければならなかった。その場合の選択肢は，①輸血が必要な場合も輸血せずに手術を終える，結果的に患者が死亡した場合でも，医師の責任は問わないという免責証書を術前に取り交わす。②無輸血という制限のなかでは自分たちが考える手術を安全に行なえないから患者が希望すれば無輸血手術のできる医療機関を紹介する。この2つが考えられるだろう。

　ただしこれは，あくまで患者に判断能力があって，十分なインフォームド・コンセントを取れる場合の話である。患者が交通事故など，突然の出血多量，意識不明の状態で運ばれて来た場合には，患者がエホバの証人の信者であっても，首からかけているといわれる輸血拒否の意思表示カード（図1）の確認や家族など患者の輸血拒否の意思を代弁できる者への確認ができなければ，一刻を争う救急の現場で緊急輸血することは許されるであろう。

　また患者が子どもの場合，親から輸血拒否の申し出があった時には，原則として子どもの意思の確認が最優先されるべきだろう。小学生でもしっかり意思を表明できる子どもはいる。ただし本人の判断能力が不確かな場合，本人の決定は法的な意味をもたず，両親は患児の生命維持と健康回復を図る方法でのみ親権を行使でき，自身の信仰を子どもに押し付けることはできないとする意見が多く，それが妥当な判断だと思う。

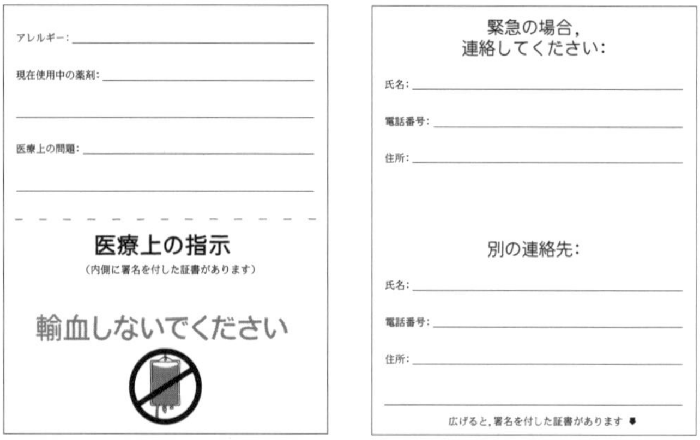

図1　輸血拒否の意思表示カード（エホバの証人）

case 6

重度の障害をもつ新生児の治療
誰がどのように決めるのか？

■ Nちゃん，生後50日の女児

　Nちゃんは，妊娠31週に切迫流産で破水4時間後にある産科医院で生まれた，20歳代前半の会社員の父親と専業主婦の母親の第1子である。出生児体重は1200gで胎児仮死がみられ，アプガースコアは1分1点，5分4点で，ただちに新生児集中治療室(NICU)のある総合病院に搬送された。入院時，低体温と低血圧が認められ，輸血や輸液と人工呼吸器による呼吸管理が開始された。また出血傾向と低血糖症状がみられたため，治療が開始された。生後2日目に大泉門の緊満が出現し，頭部CT検査の結果，両側に頭蓋内出血が認められたため，ただちに脳圧降下剤による治療が開始された。生後3日目，高ビリルビン血症のため光線療法が開始された。生後5日目，先天性心疾患(動脈管開存症)と気管内出血が確認された。Nちゃんの状態は予断を許さなかったが，両親は医師の説明に対して最善の治療を続けることを望み，医療チームもできるかぎり積極的な治療を行なうことにした。

●

　生後7日目，先天性心疾患の手術が行なわれ，成功した。生後10日目，再び大泉門が緊満した。頭部CT検査の結果，脳実質内に多発性血腫が認められたため，血腫を除く脳外科的手術を受けた。生後15日目，再び大泉門が緊満し，前回同様の脳の手術が行なわれた。その後脳圧のコントロールが良好に行なわれ，出血傾向も改善し全身状態は安定していった。

●

　しかし生後30日目，頭部CTの結果，脳室が著しく拡大し脳実質の萎縮が著明であることが明らかになった。頭囲も増えており水頭症と診断された。生後40日目のMRIでも脳萎縮が著明に認められ，シャント術(脳圧を下げるため，髄液を脳室から腹腔内に流すために管を入れる処置)を行なっても極めて予後が不良であることが予測された。生後45日目，眼科医から人工呼吸器による呼吸管理を継続的に行なっているため，Nちゃんは失明の恐れがあることが主治医Aに報告された。

母親は産科医院退院後は毎日，父親は2〜3日おきに面会に来るが，黙って保育器のなかのNちゃんを見ていることが多い。次々とNちゃんの状態が変化し，身体にいくつものチューブやコードが付いているため，どのように振る舞ってよいのかとまどっているようで，看護師に勧められると，保育器のなかのNちゃんに触れたりしている。スタッフは面会ノートにNちゃんのその日の出来事や体重の変化などを書いて情報交換ができるようにしているが，両親からの記入はほとんどない。祖父母もこれまで数回短時間の面会に来ている。医療費は養育医療（母子保健法）が使えるため，家族の負担はほとんどない。

　生後50日目，Nちゃんは，人工呼吸器，保育器，各種モニターの使用により全身管理されており，一般状態は安定している。体重は1700gと出生後500g増加した。胸囲が26cmであるが頭囲は34cmと大きい。一般的な検査データには特に異常はみられないが，脳波検査では脳の活動性はほとんど観察されない。また両眼底所見では新生血管が増殖して網膜が剥離しかかっており，早急に手術をしないと失明の恐れが大きい。治療として，抗生物質，抗真菌剤，利尿剤，脳機能・代謝調整剤，抗てんかん剤などが与薬されている。NICUの受け持ちB看護師らは，チームの治療方針に基づき与薬と処置を行ない，異常の早期発見と生活面での保温，栄養，清拭，愛情のこもったケアを行なっている。

　生後50日目にA主治医からのNちゃんの両親に次のような説明が行なわれた。「脳の検査結果から判断して，シャント術を受けても機能の回復はほとんど望めない状態です。同様のケースでは生存期間が2年程度の場合が多く，延命し得たとしても重度の心身障害が後遺症として残ることが予想されます」，A主治医からの説明を両親は黙って聞いているだけで反応は少なく，面談の場では治療に対する明らかな意思表示をしなかった。どちらかといえば両親は積極的な治療はやめてほしいと思っているのではないかと，面談したA主治医やB看護師は推察した。

　NICUではC医長のもとに，A主治医と受け持ちB看護師を中心としたチームで治療とケアが行なわれている。Nちゃんの予後が不良で失明の恐れが明らかになったことから，今後の治療方針を検討するため，医療チームカンファレンスが開かれた。そこでは，チーム内で意見が分かれた。A主治医は生命の尊重，Nちゃんを治療する医師としての使命感から，積極的治療（シャント術や眼科的手術）を行なうべきと考えた。受け持ちB看護師は，生命の尊重，Nちゃんの成長，看護師としての使命感から，継続的に成長を助けるべきと考えた。一

方C医長は，過去のケースからの経験と，Nちゃんの状態と家族の受け入れ能力のバランスを鑑み，積極的な治療は行なわないほうがよいと考えた。このカンファレンスでは，両親の意向が明らかではないこと，Nちゃんの状態が安定していることから，当面現状を維持し，両親との話し合いを継続することとなった。

●

A主治医の説明から数日後，Nちゃんの祖父が「息子夫婦と話し合った結果，残念だが，子どもの将来を考えて諦めることにしたので，積極的な治療はしないでほしい」という希望をA主治医に伝えてきた。この希望を受けて，再びカンファレンスが開かれた。積極的治療によってNちゃんが受ける苦痛，厳しい将来がNちゃんにとって幸せなのか，重い障害がある子どもを積極的に受け入れられない家族の希望などが検討されて，最終的に治療方針はC医長の意見でもあった「現在行なっている以上の治療は行なわず，一般的養護(保温，栄養，清拭および愛情)に徹する」とされ，A主治医も同意した。しかし，B看護師は，Nちゃんは障害をもっていても日々成長しており，親や家族の意思と子どもの権利のどちらが優先されるのか，選択した治療方針がNちゃんにとって本当に最良の選択であったのか，考え続けた。

コメンタリー1(中尾)
医療者がチームを組んで代理決定を行なうのがよいのでは

　Nちゃんは生後50日の女児で重度の障害をもっている。一般状態が安定し少しずつ体重も増えてきているが，積極的な治療を続けても脳の機能回復は難しく，生存期間は2年程度の場合が多いと説明された。一般に治療選択では，医療を受ける当事者の選択が優先されるが，新生児では判断能力がないと考えられ，治療方針を誰かが代理決定していくことが必要になる。

　Nちゃんのような重度の障害児に対する治療方針の選択は，子どもと親の権利の問題，医学的・福祉的視点および短期的・長期的視点から捉えたその子にとっての最大の利益，子どもに害を与えないという無害の原則を考慮した場合，多様な因子を含んでおり，常に決定には苦痛を伴う。主たる代理決定者としては子どもと最もつながりの深い両親が親権者として治療選択をすることが望ましいと考えられるが，一般の両親にとってNICUでの新生児医療は特殊な病名や治療が多く，限られた情報から子どもとの長期的なかかわりをイメージすることは難しく，判断を下すことが困難な場合が多い。したがって，医師が子どもに関する医学的情報や家族状況などから総合的に判断して，家族に説明を行なって治療を進めるケースも多いと考えられる。

　Nちゃんのケースは，生後50日目に医師が両親に予後不良であること，眼の手術の必要があることの説明を行なったが，両親は黙っているだけで治療に対する明らかな意思表示をしなかった。そして数日後，祖父が積極的治療はしないでほしいと伝えてきた。

　一方，医療チームでも治療について検討された。カンファレンスでは，従来通り積極的治

を継続すべきという主治医AおよびNちゃんの将来と家族の状況を考えると、積極的な治療はしないほうがよいとする医長Cの考えが異なっていた。再度のカンファレンスでは、両親と話し合った祖父からの希望が伝えられた。B看護師は、Nちゃんが懸命に生きて成長しており、可能性を求めて治療を受ける権利を主張したが、家族の意見を尊重して主治医Aも医長Cに賛成し、他のスタッフも同意したため積極的な治療は行なわないという選択になった。

B看護師の対応として、①直接意思表示をしてこなかった両親に再考を働きかける、②祖父の伝えてきた家族の希望・医療チームの選択を尊重し、Nちゃんの安楽を重視したケアを行なう、ことが考えられる。

このケースでは、B看護師にジレンマがあっても、積極的治療はしないという方針に沿って安楽を重視したケアを行なっていくことが望ましいと考える。積極的治療を行なってもNちゃんの予後が厳しいことは予想されている。もちろん、両親の意思表示があることが望ましいが、それをしなかったのは、積極的治療を止めることがNちゃんの生命予後に直結することの重さから決定に苦しんでいると推察され、祖父母を交え家族でようやく決定した方針を再考するように働きかけることはかえって苦しみを長引かせることになるのではないだろうか。

重度の障害をもつ新生児の治療選択は難しい判断が伴うだけに、このようなケースでは専門的知識をもつ医師が代理決定者となり、両親に無理に最終決定を迫らないほうがよいのではないかと考える。その分、代理決定の過程では医師を中心としたチームでそれぞれ異なる立場からの意見を慎重に検討し、その結果を家族にわかりやすく説明して治療に対する同意を得るプロセスが重要になると考えられる。

コメンタリー2（大林）
日本的状況をよく示しているケース —— そこでの問題点

この事例は、重度の障害をもって生まれてくる新生児への治療継続に対する判断を迫るものである。これはアメリカのバイオエシックスの議論においてもしばしば取り上げられるが、両親の治療継続拒否と新生児の生存権の対立という形で問題が提起されることが多い。しかし、このケースでは両親が沈黙してしまうという「日本的状況」を特徴的に示しているといえよう。そのことを問題の中心として、いくつか疑問点を追ってみる。

まず、最初の手術を行なう生後7日目までに、新生児の緊迫した病状と両親の混乱のなかで手術前の病状についてどれほど説明がなされ、両親は積極的な治療を望んでいたのであろうか。また、このような手術をしない場合の予後についての説明があれば、両親の判断やその後の対応に影響を与えたのではないだろうか。

次に、30日目以降の新生児における「障害」への両親の認識はどのようなものであっただろうか。手術を必要とする障害についての「理解」とのあまりのギャップに、両親は沈黙せざるを得なかったのではないだろうか。

そこで出てくるのが祖父の申し出で，このような当事者本人ではなく，身近な人が本音を先方に伝えるというのは医療の場面でも，日本では多くみられることである。しかし，両親に代理決定権が認められたとしても，伝聞のような形の「判断」を病棟カンファレンスで尊重してよいものであろうか。そしてそのカンファレンスも，どのような人たちで議論をすればよいのであろうか。バイオエシシストが存在しない日本の医療現場では，十分な議論がないままに結局医療者が最終判断を下すことになるだろう。

そして病棟カンファレンスでは，ぎりぎりの，無難な判断ともいえる一般的養護が決定された。そこでの新生児の状況は，はたして「人間の尊厳」にふさわしいものであるといえるだろうか。

以上の，いくつかの疑問に答える第一歩として医療者は，両親が自らの意思をはっきりと表示できるように情報を与え，周囲の状況を整えていく努力をもっとすべきではないだろうか。

コメンタリー3（赤林）
「両親に最終決定を迫らないほうがよい」に半分賛成しつつ……

切ないケースである。家族にとっても医療者にとってもつらい判断であったに違いない。Nちゃんの場合，祖父が家族を代表して医療者に意思を伝え，医療者もカンファレンスを開き，チームとして合意した。さて，それでは結局，誰が「代理決定」をしたのであろうか。

家族と医療者双方で合意したのだから，両者というべきであろうか。私の印象では，両親は結局判断できず，最終的には祖父が決定したのではないかと思う。医療者側は，B看護師はまだ悩んでいるが，C医長の意見に収束した。家族も医療者も，年長者，責任者の意見にまとまる傾向があるのではないだろうか。これは，人々が意思決定を行なう際の1つのありようを示している。しかし，Nちゃんの最善の利益がどのように判断されたのかは明らかではない。

コメンタリー1では，医療者がチームを組んで代理決定を行なうことがよいと論じられている。両親に，無理に最終決定を迫らないほうがよいという立場である。私はこの意見を十分理解し半分賛成しつつも，基本的には医療者の介入は最小限にすべきであると考える。医療者の役目としては，当事者（親）が判断するのを十分に手助けすることがより重要になるのではないかとする立場である。いずれにしても，最終的には当事者の同意を得なければ医療行為は行なえない。また，医療者側が与える情報により，当事者側の考え方は大きく変わることも忘れてはならない。

おそらくほとんどの決定は，「可能なかぎり治療する」から「すべての治療を中止する」の範囲のどこかに入るのであろう。しかし，世界的な視野でみてみると，「可能なかぎり治療する」側の極端な例としてベビーKのケースが，それとはまったく逆の方向性として，オランダの重度障害新生児の慈悲殺があげられる（98ページコラム参照）。重度障害新生児の治療をめぐる決定では，それぞれの判断においてどのような価値が最も重視されたのかが浮き彫りにされる。私たちは，臨床現場で1つひとつの判断を積み重ねていく際に，どのような考えを重視するのかを丹念に検討していくことが必要になる。それらの積み重ねから，次のケースでど

のような判断がより妥当であるかを考える手がかりがみえてくるのではないだろうか。

COLUMN ベビー K とオランダにおける重度障害新生児の慈悲殺

　ベビー K は無脳児で，1992 年アメリカのヴァージニア州で生まれた。無脳児は，大脳皮質が先天的にまったくか，ほとんど欠如しているが，脳幹部（生命維持に必要な呼吸や循環などを制御する）は存在するという極めて重篤な障害をもつ児である。

　ベビー K は出生時に呼吸障害を起こしたが，確定診断のためと，母親に別れをさせてあげたいという医療者側の配慮で，一時的措置の予定で人工呼吸器が付けられた。診断確定後，医療者側は，保温と栄養のみを与え積極的に治療しない方針とした。そして，DNR オーダーを得るため，母親に病状説明がなされた。しかし，母親は敬虔なキリスト教信者で，すべての生命は保護されるべきだと固く信じており，神の奇跡があるかもしれないし，児を実際に世話するのは自分なので児の最大利益を代弁することができると主張し，あらゆる治療を要求した。ベビー K は病院の ICU に入退院を繰り返した。

　病院側は，この治療は無益 (futile) であることを理由に，治療中止の許可を地方裁判所に求めた。しかし，地方裁判所と巡回裁判所は，反差別法 (Anti-discrimination Law) を理由に，治療継続を指示した。病院側は最高裁に上告したが，審議は却下され，1994 年 10 月に判決が確定した。ベビー K は 3 年以上生存したとされるが，正確な生存期間は不詳である[1]。

　アメリカの訴訟の多くは，親が児の治療中止を求めて法廷へ訴えるのに対して，このケースでは医療者側が法廷に治療中止を求めている点に特徴がある。

　また，オランダ小児科学会は 1992 年に，新生児治療に関して学会の方針 (Acting or Deciding to Forego) を出し，ある特定の状況下では，重度障害新生児の生命を積極的に絶つことも許容されうるという見解を示した。文献によれば，オランダでは年間約 10〜12 件ほどのケースで実際にこうした慈悲殺が考慮されうることや，その際の基準として，「治療中止が決定された結果，その新生児に多大な苦しみが加わると考えられる場合，積極的に生命を絶つことが許容される」とする立場があることなどが述べられている[2]。

　先に，オランダ議会は成人における自発的安楽死を合法化する決定を行なった。特定の要件を満たせば，実質的に安楽死を行なった医師は法的な追及は逃れられる。成人における安楽死のこの決定が，自ら判断することのできない重度障害児や死に瀕している新生児にまで適用できるかどうかが問題になる。まさに「すべり坂の議論」が起こりうるところである。

文献
1) Fletcher JC：The baby K case：ethical and legal considerations of disputes about futility, BioLaw, 2 (11), 219-238, 1994.
2) Kimsma GK, et al：Infanticide and the vulnerable newborn：the dutch debate, Cambridge Quarterely of Healthcare Ethics, 2, 259-308, 1993.

case 7

義父の精子を使用した AID
夫以外の精子を用いて行なう人工授精

■ Mさん，32歳女性，専業主婦

　Mさんは夫と職場で知り合い5年前に結婚した。夫は現在35歳で大手銀行に勤務している。結婚当初は社宅暮らしだったこともあり，現在の持ち家を獲得するまではと基礎体温を測り妊娠には注意していたが，積極的に避妊はしていなかった。Mさんは，3年前に夫の両親の家に近い今の家(大都市近郊の新興住宅地)に引っ越してからは強く妊娠を望んでいた。しかし，いっこうに妊娠の徴候はみられなかった。

●

　Mさんは6年目の結婚記念日に思い切って自宅近くの私鉄駅から1時間ほど電車に乗って行く，中規模の産婦人科病院に受診した。その結果，医師より，「奥さんには問題はないように思いますが，もう1度御主人と一緒に来てください」と言われた。医師の説明では，夫側に問題があるかもしれないということであった。そこでMさんは自宅に帰り，その夜夫に一緒に産婦人科へ行ってほしい旨を伝えた。その時は，1人で行くのは心配なので付いて来てほしいという程度しか話していなかった。夫は「しょうがない奴だな」という感じの反応だったが，次の土曜日に受診することにした。

　2人で受診した時に，医師から，「実は先日奥さんがみえて，妊娠しないことについて相談を受け若干の検査をしました。その結果，特に問題はないようなので，今日はご主人に来てもらいました」と言われ，夫はさすがにショックを隠しきれないようであったが，妻の泣き出しそうな様子を察知し，検査を承諾した。

●

　1週間後に再び夫婦で受診した際に，夫に無精子症との診断が伝えられた。医師は，無精子症でも，まったく精子がないという場合でなければ，顕微受精による体外受精によって妊娠の可能性があることを説明したが，この夫婦の場合はそれも困難であるとのことであった。そこで，他の可能性として，AIDが薦められ，それを実施している病院を紹介された。

家に帰って，その病院に行ってみるかどうか，夫婦で話し合ったが，まったくの第三者の精子を使うことには夫婦ともに抵抗を感じていた。夫は，先週の受診の帰り道に買った生殖医療関係の本を改めて読みはじめた。インターネットなどでもいろいろと情報を探ってみたりもした。いろいろ調べていると，ある産婦人科医院で，身内の精子を使った人工授精が行なわれていることを知り，先の紹介された病院ではなく，その産婦人科医院を訪ねることにした。その産婦人科医院では，夫が無精子症の場合は夫の父親の精子を使った人工授精を行なった夫婦が何組か存在することを知り，少しでも夫の血筋が濃い子どもが得られることを夫婦は望み，夫の両親に相談することにした。両親とも息子のためならということとともに，遺伝的につながりのある孫の誕生を望んだ。こうしてMさんも，体外受精ではなく，肉体的な負担が少ないこともあり，義父からの精子提供による人工授精を行なう決心をした。

　決心をしてからは，夫婦と夫の両親も，子どもまたは孫の誕生という希望に向かってはじめは医師の指示によく従い準備を開始した。しかし，日が経つにつれ，夫や夫の両親の積極的な態度に比して，Mさんは自分の気持ちに抑制がかかってくることを感じはじめた。そしてある日，新聞で義父の精子を使った人工授精を実施した夫婦についての記事を読み，Mさんは自分の決心が大きく揺らいだ。しかし，夫も苦しい決心をしたことを知っているので，改めて悩みを相談することを躊躇している。人工授精を実施するのは1週間後に迫ってきていた。

コメンタリー1（大林）
「血筋」が重んじられ，妊娠の成否が世間的関心事にもなる社会のなかで

　人工授精という技術は，日本においては1949年に始められたもので，特に先端医療技術と呼ぶものではない。しかし，そこで行なわれていたAID（夫以外の第三者の精子を使う）の実施が法的にも医師の職業倫理としても不明確なまま推移したために，その後の体外受精などの先端的生殖補助技術や減数手術なども公的な規制のないままに実施され，生殖補助医療全般への社会的規制の問題が緊急の課題になっている。

　第三者の精子を使用するAIDは，従来なんら法規制もなく行なわれていたが，体外受精に対しては日本産科婦人科学会が，夫婦間による体外受精のみを認めるとした。それゆえに，人工授精において第三者からの精子の提供は認めるが，体外受精においては精子も卵も第三者からの提供を認めないという，社会的には合理性を欠いた対応がなされていた。そのようななかで，妹から提供された卵と夫の精子による体外受精卵を女性の子宮に移植した医師が現われ，法規制の検討がなされはじめた。2000年12月に厚生科学審議会の先端医療技術評価部会が報告書[1]を出し，3年の整備期間をおいて法制化しようとしている。

しかし，生殖という性にかかわる問題は当事者の人格に触れるだけに，法制化以前に検討すべき問題がある。まず，日本においては，結婚した女性に対して，妊娠の成否は世間的な関心事になる傾向にあり，根拠もなく不妊の原因を女性に帰してしまう傾向があった。そのために，このケースのように夫側に不妊の原因が明らかである場合においても，話し合いのなかで当然のように女性が問題解決のための役割を負わされてしまう。

　また「血筋」が重んじられるために，遺伝的な継続性を求めて，親族が安易に卵や精子の提供者になってしまい，その後に起こる問題，例えば遺産相続や子どもの出自を知る権利をめぐる議論が社会的に希薄なまま当事者たちの精神的な問題には立ち入らないことを良しとし，カウンセリングの体制などへの関心も薄いのが現状である。このケースのように，遺伝的により近い子どもを得ることを優先するあまり，それにより生じる人間関係への配慮がなされないことも多い。そのような配慮のなさは，女性を単に「出産の手段」とみる見方からきていないか，検討される必要もあろう。

　では，第三者からの精子の提供を匿名で認めるとしても，第三者をどこまでにするかも問題である。義父の場合はよほどのことがないかぎり当事者周辺は知るであろうし，感情的にも複雑にならざるを得ず，そのような問題が実際生じた例も紹介されている[2]。

　そして，最も議論されなければならないのは，生まれてくる子どもの「人権」である。その尊重のためにも，「子どもを科学技術を利用して得る」ことや「子どもをもたない人生を送る」ことも含めて人間の生命・人生を我々がどのように考えるのかという基本的生命観および人生観を容認，拒否，両立といった具合に，ある程度の社会的合意形成をしておくことが求められよう。

参考文献

1) 厚生科学審議会：生殖補助医療技術に関する専門委員会最終報告，厚生省，2000.
2) 不妊治療の現場では，朝日新聞，2000年12月27日付.

コメンタリー2（家永）
夫婦双方の意思確認が十分でないと医療機関の責任が問われることも

　第三者からの提供精子による人工授精（AID）の実施条件は，従来は各医療機関の自主規制に委ねられていたが，インターネット上で精子売買が行なわれるに及び，1994年に日本産科婦人科学会が会告によって規制するようになった。そこでは，精子提供者は匿名でなければならないとしている。これは，提供者が明らかになると，のちに子の側から提供者に対して認知の訴えを提起したり，相続権を主張したり，逆に提供者の側から不妊夫婦に対して金銭の強要をするなどの紛争が生じることを回避するためと思われる。しかし実際には，このケースのMさん夫婦のように，夫の兄弟や父親からの提供精子による人工授精を希望する不妊夫婦も存在するため，この希望に従って，近親者からの提供精子による人工授精を実施する医療機関もあ

るようである。

　このケースにおいては，まったくの第三者の精子を使ったAIDには夫婦ともに抵抗があったというが，義父の精子を使うことにもMさんは，本当のところは抵抗があったのではないか。最初に不妊治療に通った病院でも，今回AIDを受ける予定の病院でも，Mさんは適切なカウンセリングを受けた気配がない。現在のような気持ちのままでAIDを受け，子どもをもうけることは，夫に対しても生まれてくる子どもにとっても不幸なことである。ひとまず今回のAID実施は見送り，夫も交えてMさん夫婦に対するカウンセリングをするべきであろう。

　そもそもAID実施についての不妊夫婦の同意は，初診の時だけでなく提供精子の注入の時まで常に存在することが必要である。現在のMさんのような気持ちでは，AIDの実施への真摯な同意があるとは認められないだろう。このケースでは妻に躊躇が生じているが，逆に夫がAID実施に躊躇を感じる場合もある。一般にAIDを行なう医療機関では，最初の精液検査の際には夫も来院してAIDの実施への同意書に署名するが，その後は妻だけが来院してAIDを受けるという場合が少なくないようである。なかなか妊娠せずに数年経過したにもかかわらず，この間夫の同意の意思を再確認しないこともあるという。これは望ましくない慣行である。AIDを行なう医療機関では，不妊夫婦の妻に対してAIDを実施するたびに毎回夫にも来院を求めてAIDへの同意を確認するべきである。現に，夫の同意なしに受けたAIDによって妻が出産した子に対して，夫が嫡出否認の訴えを提起して勝訴するという事件が起きている（大阪地裁平成10年12月18日判決）。今後は，初診の時に夫の同意を得ただけで，その後は夫の意思を確認することなく，漫然と妻に対してAIDを実施した医療機関の責任が問われることも考えられる。

コメンタリー3（中尾）
母親には援助を，子どもには良い環境のなかで育てられるかの検討を

　人工授精は数十年の歴史がある，危険性や負担が比較的少ない技術とされている。しかし，夫婦間以外の精子の使用は子どもの出自に関する問題や夫婦関係の変化などを起こす危険性があり，生殖医療技術についての意識調査によれば，子どもに恵まれない場合でも非配偶者間の人工授精を7割以上の人が利用しないと回答している[1]。

　Mさんは夫の無精子症による不妊で悩んでいたが，人工授精で妊娠の可能性が出てきた。しかし義父の精子を使用する妊娠は，健康な身体への治療負担に加えて，人為的な医療により夫にとって腹違いの兄弟となる子どもを妊娠することでもあり，新たな悩みが出現した。人工授精による妊娠・出産・育児の過程で，Mさんは子どもに最も近い存在として問題解決の主体とならざるを得ない状況に追い込まれることが予想され，悩みを感じるのは当然だろう。一方，出生後も配偶者以外の精子を使った人工授精で子どもを得た父親の8割が子どもにそのことを話さない[2]と考えているように，妻だけでなく夫にも悩みがあると思われる。Mさんだけを問題解決の主体に追いやるのではなく，義父の精子を用いた人工授精により起こりうるさ

まざまな問題の可能性について，特に夫と，そして夫の両親との間でも腹を割った十分な話し合いが望まれる。

また，これらの過程において重要なことは，子どもと母親双方の人権を同時に尊重することである。子どもには，人として尊ばれ，社会の一員として重んじられ，良い環境のなかで育てられることによる幸福が望まれる。生まれてくる子どもは，自ら出生の過程や方法を選べないだけに，関係する大人たちの「子どもの人権」を踏まえた賢明な選択が必要とされる。

一方，産む主体としての母親には，悩みを少しでも軽くする援助が必要であろう。妊娠や出産は女性にとって喜びでもあるが，不安でもある。治療前の悩みや不安を受けとめ，情報の提供によりMさんが主体的に問題解決を図れるような継続的な援助と，周囲の環境への働きかけが医療者には求められている。

参考文献

1) 矢内原巧，山縣然太朗：「生殖補助技術に対する医師及び国民の意識に関する研究」研究報告書—生殖補助医療技術についての意識調査集計結果，平成10年度厚生科学研究費補助金厚生科学特別研究，1999．
2) 人工授精「子供に話さぬ」8割，苦悩する父親—慶応大学病院意識調査，日本不妊学会報告，毎日新聞，1999年11月12日付．

case 8

悪い病名や予後をどのように伝えるか ❶
患者が悪性であることを疑ったケース

■ Wさん，70歳男性，無職

【診断】大腸がん，肝不全，多発肝転移，多発肺転移
【既往歴】糖尿病
【家族】妻68歳
【入院までの経過】5年前より近医にて糖尿病の内服治療を受ける以前は，健康診断を受けたことはなかった。1月に市の検診にて貧血を指摘されたが，放置。2月に交通事故にて他病院に搬送され，やはり貧血を指摘された。同院にて上部消化管内視鏡を施行されたが，異常認められず。それ以上の検査は本人の希望にて行なわれなかった。その頃より黒色便が出現し，下腹部の不快感も自覚するようになり，近医より漢方薬を処方されたが改善しないため，5月本人の希望でP病院内科を受診した。外来にて注腸造影が施行され，回盲部から上行結腸にかけて約10 cmにわたる狭窄像が認められたため，精査加療目的で6月同病院に入院となった。この間約3 kgの体重減少を認めたが，便通異常はなかった。

●

【入院後の経過】入院後諸検査(胸部・腹部CT，下部内視鏡，腹部超音波検査)にて大腸がん(上行結腸，組織：well differentiated adenocarcinoma)，多発肝転移，多発肺転移と診断され，StageⅣと考えられた。すでに黄疸などの肝機能異常も呈しており，状況としてはかなり進行した大腸がんで，末期に近い状態であった。治療として根治療法は望めず，上行結腸の狭窄により今後生じる可能性のある腸閉塞に対する回腸瘻を作成するかどうかの検討と，がん性腹膜炎などによる疼痛の管理に重点が置かれた。また本人への疾患の説明について，本人からは本当のことを告げてほしいという希望があった。しかし，妻は告知を望まなかったため，本人には大腸結核による狭窄と説明した。妻はまた，加療に関しても積極的な治療より対症療法を望んだ。

●

【妻の意見】告知後に半年程度の予後があるならば告知してもよいが，現在の状況では自分の

好きなことをするにもその時間がほとんどないため，いまさら本当のことを伝えたところで，苦しみだけが大きいのではないか。また，しばらく全身状態は落ちついているからよいが，今後状態が悪化していった時，告知していたらどのように接したらよいかわからない。

●

【本人への説明】妻の意向を汲んで，以下のような内容が主治医から説明された。以前に感染した結核菌が大腸に感染し炎症を生じたため，右側の大腸が狭窄してしまった。このため腸閉塞を生じてしまう可能性があるため，食事は流動食で点滴を併用し，通じの良くなる薬を飲んでもらう。また，現病に関しては菌を殺す薬を内服と点滴で投与する。結核菌治療は長期の治療期間を要す。さらに，肝臓にも菌が病変を作っているため肝機能の障害も出ている。

●

【その後の経過】本人は説明した直後は納得する様子であったが，数日すると「今ひとつ納得できない。がんならがんとはっきり言ってほしい。治らないならそれも仕方がない。先生からは治療は長くなると言われたが，いつまでも病院にいて蛇の生殺しのようになるのは嫌だ。がんで手術が必要ならさっさとやってもらいたい。点滴するだけなら家の近くの病院に移りたい。そのほうが妻に負担がかからない」と，自分はがんなのではないかと思っており，高齢のために手術ができないと思っていたようであった。告知に関してはその後も妻と数回にわたり相談を行ない，妻もやはり告知しようかと思いはじめたところであったが，告知の時期を失した感じであった。

　その後，7月中旬頃より，時々肝転移巣の壊死や原発巣からの細菌の進入などによると思われる発熱が生じ，また，肝不全の進行による黄疸や腹水の増強，肝転移巣による下大静脈への圧迫による下肢の浮腫および陰嚢水腫などが生じた。気分転換を図るように心がけ，自力で歩行できる間はなるべく外出外泊を勧め，計6回の外泊をとった。

　その間も食事の中止や浮腫などの症状に対する不満や不安，また，本人の手術の希望はおさまらず，手術をしてくれないのなら手術をしてくれる病院に移りたいとの希望が出るようになった。本人の強い希望があり，8月S病院に手術の適否について意見を求めるという形で受診したが，基本的にP病院の見解と同様であった。しかし本人は，S病院なら体力がつけば手術できるかもしれないと言われたと，転院の希望が残った（主治医が電話でS病院の外来担当医と連絡を取ったが，そのようなことは説明しておらず，本人が誤解しているのではないかとのことであった）。ただ，腹部膨満に対して腹水穿刺やアルブミン製剤と利尿剤などで症状が一時的にでも改善したため，転院の希望は聞かれなくなった。しかし看護師に妻は「かえってどう接してよいのかわからなくなってきた」と戸惑っている様子であった。

　同月下旬より，全身状態の悪化に伴い軽度の傾眠がみられるようになった。しかし，呼びかけには覚醒し反応した。この頃より本人の病気に対する諦めがみられるようになり，また全身の倦怠感も強くなり，「眠らせてほしい」との希望があった。全身状態が悪いことはあったが，

現在の状況と本人の希望を考え，ロヒプノール®を使用し苦痛緩和を試みた。その後，全身状態の悪化により翌月永眠された。

コメンタリー1（森下）
「家族の壁」—— そこには「家族」を口実にした「逃げ」の姿勢がないか

　医療者が患者に告知しようと思っても家族が反対するので，やむを得ずその意見に従わざるを得ないというパターンは，高齢患者の場合に限らず，臨床の現場ではかなり広くみられるものと想像される。その結果は個々のケースでまちまちであろう。疑うことを最期まで知らない場合もあれば，「嘘」と見破りながらも知らないふりをする場合もあろう。しかしこのケースのように，疾患の作り話と曖昧な予後説明に対して患者の疑念が深まり，それにうまく対応できない医療者や家族との関係がますます悪くなるといった場合もある。そうした事態は関係者全員にとって悔いが残り，好ましいものではない。

　「家族の壁」を前にして一歩も進めないという医療者側の困惑は理解できる。しかし，そこには「家族」を口実にした「逃げ」の姿勢がみられないだろうか。告知に対して家族が消極的になるのは，「告知したら苦しむだけではないか」とか，「告知したあと，どう接したらよいのかわからない」といった不安・恐れがあるからである。この気持ちを医療者側が一歩踏み込んで解きほぐし，家族と患者を最期まで支えていくという姿勢が求められる。しかし，実際にはなかなかそうはならない。おそらく，家族と同様の不安や恐れを，医療者側も抱いているからであろう。

　患者（や家族）から「治るでしょうか」と尋ねられたらどう答えるか。「治るといいですね」という共感的な答えが昨今の教育現場では正解とされている。たしかに「治りますよ，がんばりましょう」とか，「厳しいですね，あと数か月です」よりはましであろう。ただし，その正答はあくまでもターミナルケアの入り口での"挨拶"のようなものであって，それだけを口にしていれば済むというものではない。核心について何度尋ねてもその程度の"挨拶"しか返ってこないようでは，患者の不信感はかえって増大するかもしれない。ではそのあとにどう答えるか。

　「私たちの今のやり方では，もとの状態に回復させることはたしかに難しいようです。しかし，症状を改善して1日でも長く穏やかな気持ちで日常生活を過ごせるようにするやり方なら，いろいろあります。何があなたにふさわしいやり方なのか，ご一緒に考えてみませんか。私たちはあなたとあなたのご家族を最期まで支えていくつもりです」。

　この答えが患者や家族にとって人間味のあるものとして受け入れられるためには，（現代の生体医学という主流からはみ出る医術を含めて）多様なやり方を総合する独自の医療として，ターミナルケアを確立する必要があろう。

コメンタリー2（中尾）
看護師には関係者間の調整など，限られた時間の充実を図るような援助が求められる

　自分の病名に疑いをもったWさんは健康に自信があった人ではないだろう。自覚症状が軽い間は悪く考えたくなかったかもしれないが，黄疸や疼痛はおかしいと感じたに違いない。本当のことを告げてほしいと希望したのに嘘の病名を告げたことは家族の希望だったとしても，嘘の説明のためにWさんは疑義を抱いたまま間違った方向での判断をし，希望をもった可能性がある。妻はWさんの生きる意欲を失わせたくないという思いから，告知をしないという選択をしたのだとは思う。しかし，一時的に衝撃を受けるにしても本人の希望通りに告知をしていたら，その後の時間はもっと穏やかで充実したものになっていたかもしれない。

　転院と手術に希望をもっていたWさんが，一時的にでも腹部膨満が改善して転院希望を言わなくなったことは，身体症状の改善に伴って不満や不安が軽減し，P病院での治療の継続に対する希望を復活させたと考えられないだろうか。妻は困惑するかもしれないが，これまでと同じように接し，Wさんと苦痛が軽くなったことを共に喜び，悪化には共に悲しむといった感情と時間の共有がWさんを支えることになると思われる。看護師には，Wさんだけでなく高齢な妻の心身の健康へのサポートと，関係者間の調整など限られた時間の充実を図るような援助が求められる。

　悪い病名や予後を告げることには慎重さが求められ，告げる人や告げる時期も問題となる。日頃から病気の際の告知について話し合っている家族は少なく，家族や医療従事者が当初から成り行きを見通すことは難しい。患者自身の知る権利に応えるにしても，告知には関係者のサポート体制が求められる。時期を逃して告知が難しくなったが告知してもよいと考えられる場合，医療従事者は患者に「黄疸や浮腫が少しずつ強くなってきていますので，ご希望通りの治療は難しいようですが，できるだけWさんのお力になりたいと思います。ご心配されていることはありませんか」などと伝え，質問があればそれに丁寧に答えていくことで患者が知りたい情報を伝えていくことが問題状況の解決につながるのではないかと考える。

コメンタリー3（赤林）
すばらしい智恵が通用しない時代に

　Conspiracy of silence（沈黙の謀議）——特にがんなど予後不良の診断がついた患者に対して，医療者と家族が協力してその病名を隠し続けることである。これはがんと診断がついたら余命半年，という時代に人々が編み出した営みでもあった。患者は家族にすべてをまかせる。家族や医療者は，患者が精神的な苦痛を受けないようにと配慮する。ある患者は最期までがんであることを知らない。一方ある患者は，がんであることを悟っていても，それをあえて口に出さず，家族の配慮に感謝しつつ，病者を演じ続ける。人間の智恵はなんと素晴らしいものか。しかしその智恵は，カルテ開示が可能となり，モルヒネなどによる疼痛コントロールが進

歩した現代にはもはや通用しない。

　WさんはS病院を受診後，腹部膨満に対して対症療法が行なわれ症状が改善した頃，自らの余命を悟り諦観したと私は推察する。それまでの行動は，自分の悪い状況を受け入れられないという葛藤の日々である。その間，家族と医療者はおそらくできるかぎりのことはしていたのだろう。conspiracy of silence という仕組みがうまく働くだろうという想定のもとに。

　1つ気にかかる。Wさんが最初から，病名や病状をすべて開示されていたらどうだったであろうか。しかし，医療の現場では「もし」の世界はない。すべてが現実そのものである。

　病名開示についての議論の現代的なキーワードは，患者の知る権利，自己決定，価値観の多様化などがある。医師の法的な義務であると論じることもできる。しかし，Wさんのようなケースをみると，決して楽観的にはなれない。我々は，この今の時代精神を取り入れた形での，悪い知らせを伝えるためのうまい仕組みを考え出さねばならないのである。

COLUMN 予後の告知について

　「病名」の開示と「余命・予後」の開示とは，質が異なる。現在，患者(あるいは代理の家族)が知りたいと希望すれば，カルテ開示の流れから真の病名を知ることはできる。しかし，予後についてはかなりの裁量を医師がもっているのが現状であろう。医師がどのように患者・患者家族に予後を伝えているかについての調査がある[1]。患者家族にはやや悲観的に，患者本人にはやや楽観的な開示をしているという結果が出されている(図)。

　この結果は比較的明解に解釈できる。医療者は，少し厳しく伝えておけば，もし患者が早く亡くなった際に責められなくてすむ。家族側は，最初の予想より少しでも延命できたら，医師に感謝するであろう。そこには，医療者も患者家族も双方が結果的には苦しまないという心理的機制が働いている。

　このような営みは，その善悪は別として，医療者と患者・患者家族との長いコミュニケーションから生み出されてきたものであろう。予後の開示は，病名の開示よりさらに微妙で難しい側面がある。

文献
1) Akabayashi A, et al : Truth telling in the case of a pessimistic diagnosis in Japan, The Lancet, 354, 1263, 1999.

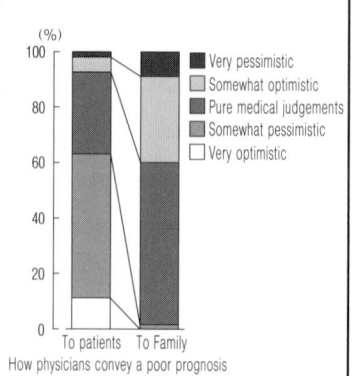

図凡例：
- Very pessimistic
- Somewhat optimistic
- Pure medical judgements
- Somewhat pessimistic
- Very optimistic

How physicians convey a poor prognosis (To patients / To Family)

case 9

悪い病名や予後をどのように伝えるか ❷
悪性と伝えたケース

■ Mさん, 65歳女性, 自営業

【主訴】右上腹部腫瘤
【既往歴】腰椎圧迫骨折, 高血圧, 糖尿病
【家族】67歳, 会社嘱託の夫は昨年, 切除不能肺がんと診断され, 現在 J 病院にて化学療法施行中。義母(夫の母)は健康。子ども3人は独立。
【入院までの経過】3月頃から上腹部全体に軽度の痛みを伴う違和感があったが, しばらく様子をみていた。3月末に右上腹部に圧痛のあるしこりに気づいた。気になったので, 4月に高血圧・糖尿病で通院中の近医に受診した際, しこりが気になると訴えた。血液検査で CEA, CA 19-9(腫瘍マーカー)の異常高値が認められたため, 5月, J 病院に検査目的にて入院することとなった。経過中, 体重減少や食欲低下はみられず, 胃のもたれる感じや少し調子の悪い感じはあったが, 家事をこなしており, 入院に対しても検査目的と気楽に受けとめていた。

●

【入院後の経過】腹部エコー, 腹部 CT が施行され, 進行胆嚢がん Stage Ⅳ (切除不能)と診断された。主治医はまず家族に本当のことを話し, 本人にどう説明するかは家族に決定してもらうことにした。主治医は, 診断がついた時点では本人に自覚症状はまったくなく, また検査のない日には外泊して家事をこなしていたため, 本人には「慢性胆嚢炎があり, お腹のしこりは脹れた胆嚢だが, 今緊急に手術などの治療をしなければ危ないというものではないので退院できる」と説明して, 退院してもらうつもりであった。しかし, まもなく嘔気, 嘔吐が持続的となり, 食事摂取は副食 2~3 割のみになった。また, 体動時に嘔気が悪化するため, ベッド上で安静に過ごすのみとなり, トイレに行く時だけなんとか起き上がるという状態になった。ちょうど状態が悪化した日に家族への告知が行なわれた。

●

【家族への説明】5月の第2金曜日
状況：看護師長立ち会いのもと, 主治医によって患者家族(夫, 夫の妹, 義母, 次男, 長女)に

行なわれた。
内容：肝臓，胆道系の図を示しつつ，病名は胆嚢がんで，それも早期ではなく末期であり，肝門部を巻き込みリンパ節転移も広範なため手術での治療はできないこと，今の段階では化学療法や放射線治療でも有効なものがないこと，自覚症状が現われる前であったら退院して自宅で過ごしてもらおうと考えていたが，症状が出現してしまいもう自宅に帰れない可能性もあることを伝え，今後現われる症状としては疼痛や黄疸が予測されることを説明した。Mさん本人への告知はどうするかは家族で話し合ってほしいと話した。長女から「残りの寿命はどれくらいか」との問いかけがあったので，「残りの寿命は平均で2〜3か月。よくもっても半年。しかし，がんが肝門部やリンパ節に広く転移したため，来週にでも急に状態が悪化することは考えられる」と答えた。

●

【家族への告知後の経過】その後，主治医は夫と2回話し合いをもった。最初の話し合いでは，夫が家族間の話し合いの結果と自分の考えを話した。家族（夫，夫の妹，義母，長男，次男，長女）の話し合いでは，「本人には，早期胆嚢がんと話したらよいのではないか」となった。主治医は「それだと，今後症状が悪化しているのに何も治療をしない時，本人が不審に思うでしょうから，そのような中途半端な言い方はやめたほうがよい」と問題点を指摘した。その点に対し夫は納得したが，夫としては自分の経験からも悪い病気であることは知らせてあげたいが，進行末期がんであると告げるのはあまりにもむごいとの思いから，まだ告知を迷っているとのことであった。

　次回の話し合いで夫からは，患者本人は自分ががんであることを受け入れる強さがあると思うし，やはり今後本人と接する上で本当のことを言っていないと接しにくいので，悪い病気であることは告げてほしいとの強い要望があった。また，Mさん本人が自分（夫）の抗がん剤での治療を見て知っているため，手術ができないならばたとえ効果がなくても希望を残すために化学療法をやってほしい，とのことだった。経過中，患者の状態は，嘔気，嘔吐はプリンペラン®（制吐剤）にて軽減しており，以前ほどの苦痛はなくなったものの，トイレ以外はベッドで過ごし，食事摂取はほとんどできない状態が1週間以上続いていた。本人は急に嘔気に悩まされる状態を不思議に思いつつも，プリンペラン®で嘔気が軽減したことで，もう少し良くなれば食べられるようになって元気が出ると思っているようであった。

●

【本人と家族への説明】5月の第4金曜日
状況：看護師長立ち会いのもと，主治医によって患者本人，患者家族（夫，夫の妹，義母，次男，長女）に行なわれた。
背景：本人には今まで主治医と家族（主に夫）が話し合いをもっていたことは伏せてある。
内容：肝臓，胆道系の図を示しつつ，お腹のしこりは胆嚢で，胆嚢の根元にできものができて

いた。それは，胆嚢の悪い病気であった。手術で治療できればよかったが，病気が広がっているため，手術では治せない。このことを話すのは，Mさんにはショックなことだから本当のことを話そうか随分と悩んだが，今後一緒に治療していく上で，症状が良くならないとMさんとの信頼関係が壊れると考えて，本当のことを話すことにした。

「少しは悪いものを考えていたか」という主治医の問いかけに，Mさんは「全然考えていなかった」と答えた。この日，Mさんは朝から力なくベッド上で閉眼して過ごしていたが，説明中もずっと車椅子でうつむいたままで，表情はうかがえなかった。夫が「これからは抗がん剤で治療ということですね」と主治医に言い，Mさんに向かって「先生も本当のことを言うのはつらかっただろうに言ってくれた。お前もあまり落ち込まずに一緒にがんばろう」と声をかけた。本人から「治療は効くのか」と質問され，主治医は「組織によって効く人と効かない人といるが，効くという可能性があるのだから，やってみましょう」と答えた。Mさんには衝撃が大きい話であり，ゆっくり考える時間が必要であることから，大部屋から個室に移ることを提案し，本人の了解を得たので個室に移った。今すぐに治療を開始しなければいけない状態ではないことを説明し，週末家族に付き添ってもらい，ゆっくり心の整理をしてもらうことにした。

●

【本人への告知後の経過】　その後，心窩部痛が出現したが腹膜刺激症状はなく，腹部エコー上軽度の肝内胆管拡張を認めるのみであった。そのため，疼痛の原因は胆嚢がんの神経浸潤によるものと考えられ，塩酸モルヒネにて疼痛コントロールが開始された。翌朝より傾眠傾向出現。血清 Na 111 mEq/l と異常低値であり，生食による補正が行なわれ，Na 123 mEq/l まで改善した。また，急激な肝胆道系酵素の上昇を認め，胆嚢がんによる胆管閉塞と考えられたが，狭窄部位の判定は困難であった。肝胆道系酵素はその後上下しており，閉塞性黄疸の原因としてはがんが胆管を圧迫したことによる狭窄の他に胆石嵌屯の可能性も考えられ，6月2日減黄術が施行された。

それからひと月の間に，脳転移，少量の抗がん剤投与，副作用による中止，小腸後壁への直接浸潤が続いた。その後，調子の良い週末に外泊する形を繰り返し，自宅へ帰ることが可能と判断して8月末にはいったん退院となった。しかし，2週間ほどで吐気が強くなり，再入院となった。その後も外泊，一時退院を繰り返したが，10月に死亡となった。

コメンタリー1（白浜）
真実は冷酷なものかもしれないが，真実の伝え方が冷酷であってはならない

従来からがん告知という言葉で取り上げられ，その是非が問われてきた問題である。最近は，悪い知らせを伝える（Bad News Telling），真実を伝える（Truth Telling）という言葉が使われることが多くなった。この背景には，医師から患者へ一方的に重大な宣告をするという視

点から，患者が自分の状況を認識してきちんと対応できるように医療スタッフと患者・家族が一緒になって，患者・家族に何をどう話すかを模索していく過程を大切にするという視点への変化がある。

一方で，欧米の影響か，100％真実を伝えることが正しいといった風潮で，十分な準備や患者への配慮もないままに，一方的に悪い知らせが突き付けられ「傷ついた」というような患者の声を聞くことも増えてきた。これは憂慮すべき事態だと考えている。

悪い知らせを伝えることは，インフォームド・コンセントのなかでも難しいが重要な部分であり，柏木哲夫氏が提唱された Informed Communication Consent（一方的な情報提供ではなく，患者にわかるように話し，患者の思いを聞き出していくこと），Informed Sharing Consent（患者や家族とつらい感情を共有すること）が特に重要になってくるだろう[1]。真実は冷酷なものかもしれないが，真実の伝え方が冷酷であってはならない。

では自分が主治医だったら，この患者にどう対応するだろうか。最初から家族に説明してどう患者に話すかを決めてもらうのではなく，まず，患者が自分の病状についてどれくらい知っているのか，また知りたいと思っているのかを聞き出す。「病気が悪いものであってもあなたに直接説明したほうがよいですか。それとも誰かあなたが信頼する方に伝えたほうがよいでしょうか」と尋ねれば，悪い情報であれば聞きたくないという患者の気持ちも尊重することができる（悪い知らせであれば知りたくないという人が20〜30％いる）。

「患者が落胆するから」と真実を伝えることに反対する家族は多いが，「何も伝えなくてこの先本当に大丈夫でしょうか」と私は問いかけたい。患者以上に家族が不安なのかもしれない。とすれば，家族の不安へのケアも必要になる。

そのような準備の上で，できるだけ元気なうちに悪い知らせを伝えたい。何も予後が3か月とか，治療法がないなどとすべての希望を奪いとるような言い方をすることはない。「胆嚢の悪性の病気だったようです。今後，肝臓の働きが落ちて意識がぼうっとなるようなことが考えられるので，大事な仕事や家族と話しておくべきことなどは早めにやっておいてください。できるだけ苦痛が少なくなるような治療を続けますから」というように，これから予測される病状について説明し，人生の締めくくりの時間が確保できるようにしたい。最後に，「何か心配なことはないですか。思いついたらいつでも教えてください」と言って別れ，患者の受け入れ状況に応じてまた少しずつ話していく。

手術ができないなら，たとえ効果がなくても希望を残すために化学療法をやってほしいという家族の希望については，まず医師として医学的に判断し，本人に治療効果予測や治療の副作用を話した上で，抗がん剤の治療をするかどうかを決定したい。すでに病気の治癒は望めない状況であり，患者および家族が最後の時間をどう過ごしたいかに沿った治療が最優先されるべきである。

参考文献

1) 淀川キリスト教病院ホスピス編：ターミナルケアマニュアル，第4版，最新医学社，2001．

2) ロバート=バックマン著，恒藤暁監訳：真実を伝える―コミュニケーション技術と精神的援助の指針，診断と治療社，1999．

コメンタリー2(家永)

どんな場合でも「患者本人に告知すべき」が正しいのだろうか

　患者の身体や健康・生命は患者自身のものだから，自分がどのような治療を受け，自分の身体にどのような(治療としての)侵襲行為を受けるかを決定するのは患者自身であるという患者の自己決定権を貫くとすれば，たとえ患者の疾患ががんであっても病名をはじめとした疾患の性質，提案する治療の内容，期待される効果，起こりうる副作用，他の治療方法の存否，治療しなかった場合の予後などについて患者に十分説明した上で，どの方法を選択するかは患者に委ねることになろう．もし，がんの告知によって患者が精神的な荒廃を来したとしても，それは患者自身が背負うべきリスクであって，そのような危惧があるからといってがんの告知をしないことは医師のパターナリズムであり排除されるべき考え方である，という論者も最近は出てきている．

　がんの治療は進歩しており，がんは不治の病ではなくなりつつある．がんだけを特別扱いして，病名の告知の可否を論じる時代でなくなりつつあるのは確かである．しかし，それでもこのケースのMさんのように治癒の不可能な末期がん患者に対しても，患者の自己決定権を尊重して病名や予後(場合によっては余命)まで説明することが必要なのだろうか．特に今日では，がんの確定診断をつけるのはこのケースのJ病院の医師のように，近医から紹介された患者を1，2回診察しただけの専門病院の医師という場合が多い．患者やその家族との信頼関係も形成されていない段階で，治癒不可能な末期がんであることや予想される余命を患者本人に告知することははたして適切な対応なのだろうか．

　臨床の現場では，ひとまず偽の病名の疑いを告げて入院させた上で，患者の家族のなかからキー・パーソンとなる人を見つけ出して，その人に告知して患者本人への告知の可否を打診するというのが今日でも一般的なようである．私は，このような慣行を批判して患者本人に告知すべきであると主張するのには大きな躊躇がある．なんといっても患者を一番よく知っているのは家族であり，また患者の闘病を支えるのも家族である．患者本人にも告知した上で，家族，医療者が協力して患者を支えることができればそれが一番望ましいが，家族や医療側に十分な協力体制もないままに，家族の反対にもかかわらず本人に告知しただけで，患者が末期となって医師としてできることがなくなるとベッドサイドに寄り付かなくなってしまうというような対応は，最も問題である．

　このケースについては，最初に告知を受けた家族の範囲があまりに広すぎる点が気になるが，かなりの高齢と思われる夫の母や義理の妹にまで告知をしたのには何か特別な事情があったのだろうか．その後は自分自身も末期がんである夫と医師との間で話し合いが行なわれており，妥当な対応だったように思う．また，Mさん自身の気持ちはどうだったのだろうか．患

者へ未告知のケースでも，多くの場合に患者は自分ががんであると察知しており，ただそのことを医療者や家族に問いたださないだけだという報告もあり，それが日本的ながんの告知(推知)であると評価する人もいる。わが国の裁判所も，1983(昭和58)年に起きた事件についてではあるが，上述のようながん告知の慣行を不合理であるとはいえないとした(最高裁平成7年4月25日判決，8ページ参照)。しかしその後，最高裁平成14(2002)年9月24日判決は，告知の適否を検討することなしに，進行性の末期肺がん患者本人にもその家族にも告知をしなかった医師には，家族等と接触を図り，告知するに適した家族等に対して患者の病状等を告知すべき義務の違反があったとして，家族らへの慰謝料支払いを命じている(115ページコラム参照)。

コメンタリー3(森下)

徐々に，しかし，やや早めに知らせる

　どんな人であれ，多少の不調感をもちながらも日々をつつがなく過ごしている。しかしある日突然，それまで感じたことのないような違和感を覚え，それ以来異変部が気になりだす。そしてさんざん迷った挙句，一大決心して検査を受けに病院を訪れる。結果が出るまでの間，最悪の事態を考えては心の準備をしたつもりになるが，いかんせん，心の重心はあくまで「たいしたことはなかった」という想定に傾き，ちょっとした治療や入院ですぐにもとの日常に戻れると，甘めに考えてしまうものである。同じことは家族にもいえる。そうした心理状態にある時，予想外の悪い知らせが医師の口から告げられることになる。問題点を2点だけ指摘しよう。

　第1点は知らせるタイミングである。人は先々のことを予想しながら，いまここでの行動を選ぶ。とりわけ予想が好ましくない場合，「実際にはどうであったか」について知るのが遅すぎても早すぎても面倒なことになる。遅すぎると，知らされるまでの間に不安が膨れ上がり，その分苦しみも大きくなる。早すぎると，本心では軽めに考えていただけに，ショックが大きい。したがって，徐々に，しかし，やや早めに知らせるべきである。家族に対しても同様に対処すべきなのだが，このことに配慮する医療者はほとんどいない。

　第2点は知らせる内容である。最悪の事態をも想定していた最初の段階では，「助かる見込みがない」という事態が「実感」をもって受け入れられていたわけではない。同じことは「悪い病気でした」と告げられた次の段階でも大差なかろう。予知的な生物である人間が最期まで生きる意欲をもち続けるのは，少しでも「希望」が残っているからである。そうであるかぎり，患者からいかなる「希望」をも奪い取ってはならないのである(「あとどのくらいですか?」に対して「あと残り2~3か月，よくても半年，悪ければ数週間ですね」と，これだけしか言わないとしたら，「最低」の答え方である!)。

　しかし，ここで次のような疑問が起こる。希望を支えるのは唯一「効果のない」化学療法だけであろうか(「効くという可能性があります」という可能性とは，いかなる意味での可能性

か？ ひょっとすると嘘と紙一重の口先だけの誤魔化しではないのか？）。さらに，「助かる見込みなし」がそのまま「希望なし（絶望）」を意味するのだろうか。たとえ残された時間が短くとも，そのただなかに「生きる意味」としての「希望」が見いだせることもある。このケースでは残念ながら，告知後の患者の「内面」については何1つ描かれていない。別の「希望」の可能性について，医療者はほんの少しでも考慮したのであろうか。

> **COLUMN**
>
> ## 末期がん患者の家族への告知をめぐる最高裁判決
>
> 　2002年9月24日，最高裁判所第3小法廷が，「末期がん患者本人にその旨を告知すべきでないと判断した医師が，患者の家族にその症状等を告知しなかったことが診療契約に付随する義務に違反する」という判断を下した。
>
> 　Aさん（当時77歳）は，1985年頃から市内の病院の循環器外来に通院していた。1990年末，胸部レントゲン撮影時に異常陰影が認められ，医師らは進行性肺がんと診断したが，本人に告げることは適当ではないと考え，家族への説明の必要性のみカルテに記載していた。しかし，その後も医師らは積極的に家族への連絡を行なわなかった。
>
> 　Aさんは，胸部の痛みがとれないため，妻と他院を受診し，そこで担当医ががんであることを家族に知らせた。その後入退院を繰り返したが，Aさんは1991年10月に死亡した。告知を行なわなかった病院に対して遺族が損害賠償を請求した訴訟では，仙台高裁秋田支部が1998年3月9日判決において，債務不履行または不法行為による慰謝料として120万円の限度で支払いを認めた。病院側の上告は最高裁で棄却され，判決が確定した。
>
> 　Approach 1のCase 2で解説があったように，1983年に起きた類似の裁判事例について1995年の最高裁判決は，家族にがんを告知すべきではなかったかという点について，家族関係や家族の協力の見込み等が不明であり，医師が入院後に説明しようとしたことは不合理であるとはいえない，とした（本書8ページ参照）。1990年に起きた本事例で最高裁は，「本人にがんである旨告知すべきでないと判断した以上，末期がん患者を担当する医師として，家族に対する告知の適否について速やかに検討すべき義務があり，その義務を怠った」という仙台高裁の判断を支持したことになる。つまり本判決では，1990年の時点では，本人に告知するか否かの判断は医師の合理的裁量にまかされるが，告知の適否や告知の時期・方法等を真剣に検討する義務を怠り，漫然と本人や家族に告知しないことは医師の注意義務違反になるとした。時代の変遷に伴い，法廷での判断も刻々と変化するのである。

case 10

悪い病名や予後をどのように伝えるか ❸
曖昧なまま経過したケース

■ Nさん，48歳男性，高校教師

【主訴】全身倦怠・胃部不快感
【入院までの経過】昨年の春，職場の検診(健康診断)を受けた際に，胃・十二指腸の精密検査を勧められたが自覚症状がないので放置していた。今年の春(新学期)が始まってから，疲れやすくなり，上記の症状が出てきた。そのため心配になって，M市立病院を受診し，昨年の検診の話をしたところ，担当した年輩の内科の医師に勧められて胃のX線造影検査・内視鏡検査を受けた。数日後，その医師から「これは入院して，手術する必要がありますね。胃を3分の2ほど取らなければならないと思います。すぐに当病院の外科に行ってもらいます」と告げられた。Nさんは，驚いて「カイヨウですか？」と尋ねた。内科医は軽くうなずいたが，言葉では明確にせずに「このまま外科に行ってください」と答えた。

●

【手術前の経過】看護師に案内されて外科を受診すると，内科での検査結果を見た外来担当の外科医からは，ベッドが空く1週間後に入院するように言われた。外科医は，病巣の場所は指し示したが，病名については追加の説明がなかったためNさんは，病気はやはり「胃潰瘍」だと判断した。帰宅後，妻にもそう言って入院の話をした。1週間後，入院するとすぐに，主治医から来週の水曜日が手術予定日だと告げられた。そして，血液検査・胸部X線検査など，術前検査があわただしく行なわれたあと，初めて土曜日の外泊が許可された。

●

【本人・家族への説明】病院に戻った月曜日(手術2日前)の午後，患者は妻とともに呼ばれ，主治医から病気と手術に関する説明を受けた。主治医は「胃の検査結果は悪性の可能性が高いです。しかし，手術してみないことには確定的なことは申し上げられません。手術では胃を3分の2か全部取ることになります」と告げた。Nさんは，妻と連名で手術承諾書に，署名捺印した。

●

【手術】水曜日，午後1時からNさんの胃切除術が始まった。執刀医(外科部長)は，開腹したが，胃がんの進行・腹腔内転移巣が広範囲に及んでいるため，胃の摘出は断念し，一部腫瘍組織のみを採取した。そして家族の代表者ということで妻の父(患者の義父)を手術室に招き入れ，手術野を見せながら「このように，がんの進み具合がひどいので，このまま閉めることにしますのでご了承ください」と説明し，手術を終えた。術後，主治医は，麻酔から覚めたNさんには「手術はうまく終わり，胃を半分くらい取りました」とだけ話した。

●

【手術後の経過】Nさんは，思ったより手術が早く終わったことから，病気はそんなに悪くなかったと考えた。手術以来，執刀医や主治医から何回か回診を受けたが，今後の治療方針や予後についての正式な説明はなされなかった。そして点滴を持続しながら，2～3日して重湯から食事が開始され，術後1週間で5分粥(かゆ)，1か月で全粥になった。

また，手術時に腹部に挿入したチューブから制がん剤の腹腔内投与(患者本人には「おなかをきれいにするための薬だから，ベッド上で身体をよく揺するように」と説明)が，入院中8回(週1回)行なわれた。Nさんは，倦怠感と手術創の軽い痛み以外には自覚症状はなく，同室の患者とは違って苦しくなかったが，術前78キロあった体重は2か月で66キロに減った。

●

【退院後の経過】Nさんは，8月初旬に退院することができたが，この際にも主治医から本人には予後の詳しい説明はなされなかった。この時本人は，「今後のことはおいおい先生に聞いていこう」と考えていた。そして，N422(胃・結腸がんに適応がある抗悪性腫瘍剤ドキシフルリジン。胃がん奏功率14.3％)という薬などを飲みながら自宅療養しつつ，週1回，体力をつけるための栄養剤と説明された点滴(実際は，抗がん剤)を受けたり，血液検査をするために通院を続けていた。また，8月中旬には，家族と隣の県にある実家に数日間旅行した。また，患者は9月から職場復帰(週5日，毎日2～3時間の授業)した。

●

【転帰】11月になると病状は進行し，Nさんは高校を休職した。12月になると腹水が貯留するようになり，市立病院に再入院した。この際にも病名告知はなされなかった。翌1月になるとさらに衰弱して2月初めに息を引き取った。

> コメンタリー1（村岡）

随所に現われるパターナリズムによる患者-医療者関係

　このケースはパターナリズムによる患者-医療者関係のもたらす諸問題について考えさせられる。経過ごとにみていこう。

【入院までの経過】Ｎさんと内科医の患者-医療者関係がパターナリズム的である。胃の検査の結果説明や病名告知なしに手術を示唆するなど，医師は患者側にインフォームド・コンセントを行なうのに不可欠な情報開示をしていない。一方，患者も自分の病気なのに，病名すら医師に確かめずに，自分で「胃潰瘍」と決めつけてしまっている。

【手術前の経過】手術が前提とされて事態が進行している。担当医は，まず何のために入院し，検査を受ける必要があるのか，患者に適切に説明しなくてはならない。

【本人・家族への説明】インフォームド・コンセントのためには，単に手術を受けるかどうかだけを尋ねるのではなく，手術以外の方法や手術をしない場合の予後など，複数の選択肢についてもきちんと説明すべきであろう。それなしで得られた手術・検査承諾書は，「自己決定の形式」を整えていても，患者の自律的精神に基づいた本当のインフォームド・コンセントではない。悪性腫瘍の可能性が高いが開腹手術をしないと確定できないと言うが，検査所見から進行がんであることは推察でき，手術が腫瘍組織の生検で終わることは予想できたはずだ。しかし，この点は家族にさえも説明されていない。

【手術】「開腹生検」の結果，診断は予想通り胃がん（ボールマン４型；いわゆるスキルスがん）であったが，この情報はＮさんの生存にとってほとんど意味がない。手術は，逆に患者の体力を消耗させる結果となった。進行がんで胃切除をしないで対症療法で治療するほうがQOL（生存の質）が高いだけでなく，より長く延命できる可能性もあるという指摘もある[1]。また，Ｎさんには「胃切除をした」と虚偽の説明をしたのも問題である。がん告知をしないと医療スタッフは，患者本人向け虚偽のストーリーと家族向けの真実の２本立てのストーリーを使い分ける必要に迫られる。

【手術後の経過】抗がん剤（制がん剤）治療と放射線療法はいずれも侵襲的な療法であり，著効でないかぎり患者のQOLは高まらない。腹膜腔への制がん剤投与も体力を消耗する治療法であるが，Ｎさんにその事実は知らされていない。また，真実告知を前提としていれば，術後，お粥ではなく普通食を食べることができ，体重減少は抑えられたはずである。

【退院後の経過】退院後も本人には秘密裏に抗がん剤の投与は継続されている。しかし，14％ほどの奏効率しかない錠剤投与にどの程度の意味があるのだろうか。また，真実告知がなされていれば５月末の時点でも退院可能であったはずである。

【転帰】この時期は，本来，十分な緩和ケアやスピリチュアル・ケアを伴なったターミナルケアを受けてよい時期である。

　このケースも，本来のインフォームド・コンセントの精神に基づいたがん告知がなされていれば，よりQOLの高い患者-医療者関係に改善できると思われる。

参考文献

1) 近藤誠：がんは切ればなおるのか，181-198，新潮文庫，1998．
2) 佐藤純一，黒田浩一郎編：医療神話の社会学，第8章インフォームド・コンセント，217-241，世界思想社，1998．
3) アンドルー＝ワイル著，上野圭一訳：癒す心，治す力―自発的治癒とはなにか．角川書店，1995．

コメンタリー2(大林)
当事者が誰も問題提起しなければ問題はない……のか？

　このケースを一読してどこに問題があるのかと戸惑った人もいるかもしれない。誰も問題提起していないからである。この点で本ケースは，読む人の医療倫理への問題関心の度合をあぶり出す。では，どこに問題があるのだろうか。次の点に引っかかりを感じなかっただろうか。

　最初の「胃潰瘍」の病状説明において，患者の「問い」への医師の「うなずき」は「説明」になってしまったのではないか。うなずき＝肯定であったのではないか。次に，手術を行なう前提としての患者への「説明」として，悪性の「可能性」が「高い」というような曖昧な説明で患者の判断材料となるだろうか。また，術後にも明確な説明がないのは，家族の要望なのだろうか。

　さらに，患者は「今後のことはおいおい先生に聞いていこう」としていたが，明確な病状への理解のないまま回復への期待を抱いていたのではないか。また，医師と家族の間では「真実」の共有があり，互いに責任を預けた「信頼関係」があったのではないか。結局患者は亡くなってしまったが，当事者たちには特に問題提起がないまま事が済んで良しとしてよいのであろうか。

　患者はすでに亡くなっている。以上のような疑問の吟味は意味のないものなのだろうか。否，その最中にある患者・家族や医療従事者には問題がみえなくとも，こうして問題を振り返る我々は問題を見つけることができる。日本には，医療における当事者が誰も問題提起しなければ，「問題はないのだ」という論理があるのではないか。

　亡くなった患者Nさんの「名誉回復」はなされなければならない。

コメンタリー3(中尾)
患者が尋ねやすい雰囲気作りをすることは，看護師の大きな役割

　曖昧さは日本の文化と大きくかかわっている。個人が意思表示をするより和をもって尊しとする日本の風土では場の関係性を重んじ，質問や異なる意見が出しにくい土壌がある。専門職として権威をもつ医師と患者との家父長的な関係に「察する」という要素が加わると，患者は自身が意思表示しなくても信頼できる医師が最良の判断で治療をしてくれると考える傾向がみ

られる。

　Nさんは医師から病名や予後を説明されたあと，説明内容を確認せずに自己判断をしているが，これでよかったのだろうか。症状安定時には不安は少ないだろう。しかし，病状が進み再入院になり，これまでの経過を振り返った時，患者には取り戻せない時間と苦い思いが残るのではないだろうか。

　患者は疑問があれば医師に尋ねるのは当然のことである。しかし，専門用語の使用，医師の多忙さに加え，患者の質問に不快な態度をとる医師も，一部にはいる。このような場合，医師との関係性を良好に保ちたい患者は，遠慮と不快さを押して十分納得するまで質問することは少ないだろう。そのような場面で，患者が尋ねやすい雰囲気作りをすることが，看護師の大きな役割だと考える。

　また看護師は，Nさんの心理・社会的側面のアセスメントで，Nさんが予後不良な進行がんで真実を告知されていないことを知っていたはずである。医師と患者・家族間の調整役として，医師の退院指導時や看護師の生活指導時などに何か気がかりなことがないか尋ねるとよかったと思う。

　医療には不確実性が伴ない確定的な情報の説明は難しいが，家庭内でも職場でも責任の重い立場にある壮年期の患者には特に，真実を告知することがその後の行動の選択にもつながるため，説明を受ける権利を保障していくことが望まれる。最初に「確定的なことは申し上げられませんが，病気や予後について包み隠さずお知りになりたいですか」と患者自身の気持ちを確認して，経過に沿ったインフォームド・コンセントを行なうことが医療者には求められているのではないだろうか。

case 11

誰が研究論文の著者になるのか？
論文の著者順をめぐって

■ A君，28歳男性，医学系大学院博士課程学生

　ある医科大学の分子生物学研究室での出来事である。大学院博士課程の学生A君は，ある難病に効果が期待される薬の研究をしていた。A君は実質的な研究を行なうのは初めてであったが，B講師（研究グループのリーダー）の丁寧な指導を受けていた。研究費はB講師が取得したもので，研究計画もB講師が発案してA君と共同で作られたものである。その教室はC教授が主宰している。

●

　A君は2年の歳月をかけ，ようやく新しい実験成果を得ることに成功した。そこでB講師と相談の上，英文の国際学術雑誌に投稿することにした。最初に原稿をA君が書き，B講師に渡した。約2か月後，A君はB講師より「これで投稿するよ。C教授もこれでよいとのこと」と言われ，原稿を手渡された。その著者順は，B講師，A君，C教授の順であった。また，内容については，結果の解釈にB講師が唱えている説に都合がよい部分のみが強調されていた。A君はこのまま投稿してよいのかどうか考えこんでしまった。

●

　A君は，自分が一番時間をかけて実験したのだから，当然自分が第一著者になるものだと思っていた。それに，B講師の結果解釈の仕方は自説に都合のよいようにばかり書いているので，公正さに欠けるため変更するべきだと考えている。また，可能ならばこの成果で自分の学位論文にしたいとも思っている。しかし，A君は研究経験が浅く，この実験手法を用いて研究を行なうのは初めてであり，かつて英文論文を書いたこともない。

●

　B講師は，A君の実験以前の先行研究を全部行なっており，研究費も取得してきている。研究計画も実質的にB講師が立て，逐一指導も行なった。またA君の最初の原稿は，とても学術論文として投稿できるものではなく，実質的に論文を書いたのもB講師である。また，結

果の解釈は研究者の裁量の範囲で，その妥当性は査読者が判断するもので，当然自分が第一著者になる資格があり，論文内容も問題ないとB講師は考えている。

●

C教授にしてみると，教室全体を主宰している立場として，共同研究者間の協調性(和)が最も重要であると考えている。また自分は，教室の会議などでA君の発表に具体的な助言をしたり，B講師の原稿をよく読んで手直ししたので，B講師，A君，C教授の著者順で問題ないと考えている。細かい論文内容についてはその研究分野の専門家であるB講師にまかせてある。

●

誰がこの論文の第一著者としてふさわしいだろうか。そして，どのような著者順が，どのような論文の記載内容が適切だろうか。

コメンタリー1（赤林）
貢献度が正当に評価されること，力関係が不当に用いられないこと

　研究論文の著者および著者順はどのように決めればよいのか。一般に自然科学系の研究論文では，第一著者が最もその論文に貢献したとみなされる。そして，研究者の能力評価においては，特に第一著者の論文数が重視される。それだけに，誰が，どのような順序で著者になるかを決める際には，その研究にかかわった者のさまざまな利害が関与してくる。多くの医学系国際学術誌は，バンクーバー協定をガイドラインとして採択している[1]。そこでは，「著者順は全著者の合意で決められるべきである」とあるが，具体的内容は曖昧である。また共著者とは，研究の計画立案，結果の解析と解釈，論文執筆のすべてにかかわった者とされている。それから，比較文化的な研究もある。例えば，日本とアメリカのほぼ同じ程度の質と考えられる学術誌で著者数を比較してみると，日本の学術誌には1論文あたりより多くの著者名が連ねられているという[2]。各国の研究費配分体制の違いや，その国において1つの論文が就職や昇進に与える影響の重みが異なることなどが関与していると考察される。

　またこのケースは，他の研究倫理の問題も示唆している。科学的不正行為には，データを勝手に作り上げる(ねつ造)，データを改変したり偽って報告する(偽造)，引用を正しく行なわず他の科学者のアイデアや言葉を使う(ひょう窃)などがある[3]。同じデータでも解釈が研究者間で異なることはありうるが，不当に自説を支持するように解釈することは不正行為になる可能性があり，科学研究への社会からの信頼を失わせるリスクをはらんでいる。

　このケースの解決策を考える上でまず重要になる視点は，①各研究者の貢献度が正当に評価されること，②著者や著者順の決定の際に現場の力関係が不当に用いられてはならないこと，の2つである。私は，このケースの記載からは，A君の貢献度が第一著者に値するかどうかは微妙であると考える。B講師としてはA君への最初のトレーニングとして逐一指導をして

いたという認識である．A君をテクニシャン(指示に従って実験補佐を行なう者)のように扱っていたとしたら，B講師はA君を同じ研究者として尊敬する態度に欠けていたと批判されよう．しかし，詳細な研究方法や具体的アイデアを提供することが，研究成果を得る上で最も重要になる場合もありうる．さらに，A君が今後も同じテーマで研究が続けられるか，博士号の学位授与や就職などには，B講師やC教授との関係(すなわち上下関係)が重要になることはいうまでもない．しかし，そのような要素が著者順を決める際に不適切に影響することがあってはならない．

結論として，私は今回のようなケースでは，研究者間の役割分担や成果が得られた際の貢献度を可能なかぎり前もって明らかにしておくべきであったと考える．もし，A君がこの研究成果を学位論文にする可能性があったのならなおさらである．現場で無用な混乱や不和が生じないために，また国際的な信用を得るためにも，日本における研究者間のルールが現代的にどうあるべきかを十分に議論する必要性がある．

参考文献

1) International Committee of Medical Journal Editors : Uniform requirements for manuscripts submitted to biomedical journals, updated October 2001 (http://www.icmje.org/index.html). 邦訳は「生物医学雑誌への統一投稿規定 2001年10月改訂」，医学のあゆみ，201，790-798，862-867，2002．(http://www.ishiyaku.co.jp/magazines/ayumi_ex.html).
2) Fetters MD & Elwyn TS : Assessment of authorship depends on culture, BMJ, 315, 747, 1997.
3) 米国科学アカデミー編・池内了訳：科学者をめざす君たちへ．化学同人，1996．

コメンタリー2(村岡)

研究成果のオリジナリティの観点からすると……

このケースは，主に学術論文の貢献度の順序が道義的にどう決定されるべきかという研究倫理の問題である．だが，その前に注意すべきは，こうした先端的医学研究の多くが，近年では実質上，1人ではなく研究チームでしかできない状況にあるにもかかわらず，そのうちの一個人の功績にしたり，1人にオリジナリティを付与したりしている学会の慣習に根本的な問題があることだ．

日本の大学の「教室・医局」では，このケースのような執筆者の序列決定は，従来よく行なわれてきた．B講師やC教授は研究環境を提供しているし，さらにB講師は英文論文の執筆もしているので，その「貢献度の高さ」から両者は「B講師，A君，C教授」という順列が当然とみなすわけである．

一方，こうした「教室・医局の政治力学」(別冊宝島編集部編『お医者さま』宝島文庫)に疎いA君は，実験という力仕事をやったのはもっぱら自分であり，実験結果に対しても「独自

の解釈」をとっているので，貢献度の序列は「A君，B講師，C教授」と考えていたのである。

次に，研究成果のオリジナリティ（これが近年の研究倫理の第一基準）という点から考えると，論文はB講師の説を強調したものでA君の説とは異なるから，A君は第一著者にはふさわしくない。

このケースは，世間的にはA君に同情すべき点はあろうが，論文ではA君の名前を外していない点からは，研究成果が横取りされたとまでは言いにくい。また，B講師やC教授は，後輩のA君も同等の研究者として扱い，その意見や解釈にも十分に耳を傾け，議論すべきである。

A君は，（講師や教授とよく話し合った上で）自分のオリジナルな解釈に沿った英文論文を別に自力で執筆するほうがよい。それが反対された場合，その「科学的発見」の「名誉」をどうしても他に譲れないというなら，最終的には話のわかる他の研究室へ所属を変わることも考慮すべきであろう。

コメンタリー3（大林）
コップのなかの嵐のようではあるが，講座制の根幹にかかわる問題でもある

研究論文は単著を原則と考える文系の研究者からすると少々違和感を感じるような事例に思えるかもしれない（しかし，文系にも論文の「下請け」や「横取り」などの問題はある）。一見業績主義のコップのなかの嵐のようであるが，共著が一般的な理系，特に医系においては業績評価の，また講座制の根幹にかかわる問題であるようだ。問題点を2点述べる。

まず，研究論文の著者とは誰がなるのかということである。実験をして，オリジナリティのあるデータそのものを得た人であろうか。いや，その実験を計画し，データにその分野で意味のある解釈を与えた人であろう。業績のプライオリティ（優先権）に絡んでくる問題である。また，倫理的問題とは別に科学史，科学社会学などの学問的主題にもなることである。

次に，著者の順序である。講座の教授は，講座の主宰者としての責任を示すために最終著者（ラストオーサー）になることが大事なのである。しかし，教授以外は第一著者（ファーストオーサー）にならないと，「自分の業績」としての真の意味はない。この順序の問題は，研究者にとって研究のオリジナリティとのかかわりを示すだけでなく，第一著者となっている論文数で昇進が決まるという現実のなかでは研究者の社会的な問題ともなってくる。このことが，ここでの問題をより複雑にしている。

以上のことを踏まえて考えると，研究計画の立案，研究費の獲得，学術論文としての完成からみてB講師に分があるように思う。やはりA君がこの研究計画に参加する際に3者でルールを確認しておく必要があったが，ここではA君が研究室を出ていく覚悟で自分の意見を言わないかぎり，最終的にC教授の判断にまかせる形で収めるというのが「日本的」な解決となるであろう。

あとがき

　本書は，平成 10 年度～12 年度文部科学省科学研究費補助金，基盤研究(B)(1)「生命・医療倫理症例集作成の試み」研究課題番号 10557238（研究代表者　赤林　朗）の成果をもとにまとめたものです。この研究班が発足したのは，大林が中心になって，医学・看護教育の現場で生命倫理学教育を始めた仲間と研究会を準備していたことがきっかけでした。幸い医学・看護学・法学・哲学・倫理学などのさまざまな専門分野をもつバランスの取れた研究班ができあがりました。

　研究を始めた当時，日本における生命・医療倫理の議論が蓄積されつつあるにもかかわらず，教育現場で十分な方法論や議論のための題材がないのが実状でした。歴史的に見ても，生命・医療倫理学は 1 つひとつの事例の積み重ねから発展してきた側面もあり，この領域では事例研究は重要です。そこで，「日本の症例」ということを意識したケースブックを作ることを企画しました。まず，諸外国（主に英語圏）のケースブックと言われるものを集め，それらの比較検討を行ないました。この作業は，平成 10 年度に日本生命倫理学会研究奨励金「生命倫理事例集作成の試み」でも行なった研究の延長上にあるものでした。約 40 冊程度のケースブックを概観すると，実にさまざまなものがありました。代表的なものとして，

① Levine C (Ed.)：Cases in Bioethics：Selections from Hastings Center Report, St Martin's Press, New York, 1989.
② Veatch RM：Case Studies in Medical Ethics, Harvard University Press, Cambridge, 1977.
③ Pence GE：Classic Cases in Medical Ethics, McGraw-Hill, New York, 1995.
④ Ackerman TF & Strong C (Ed.)：A Casebook of Medical Ethics, Oxford University Press, New York, 1989.
⑤ Perlin TM：Clinical Medical Ethics：Cases in Practice, Little Brown, Boston, 1992.

などがあげられます。

　①は，ヘイスティングスセンター・レポートという有名な国際誌に連載されたケースをまとめたもので，比較的短いケース記載のあとに，複数のコメンタリーが付され

る形式のものです。②は，米国の著名な生命倫理学者 Veatch 氏が医学倫理の教育を始めた際に，医療従事者の実際の経験から集められた症例を主に用いた，古典的なケースブックです。③は Karen Quinlan, Baby Doe などの米国のいわゆる "landmark case" を歴史的に振り返ってまとめたもの，④はそれまでのケースブックの記載のあり方を見直し，医学的情報の詳細，患者の感情や信念，家族や医療スタッフ側などの心理・社会的な面を削ぎとらず，ケースのもつ複雑性を残した形での記載を試みています。⑤は，臨床の医療従事者に対する教科書的な目的をもった症例集ですが，代表的な症例を短く記載し，その後に議論の要点を簡潔にまとめているものです。

さて，本書では，上記のさまざまなケースブックから学んだ良い点をなるべく生かそうと努力しました。Approach 1 は，問題点を同定し，各当事者が重要に思っている価値を整理するという方式で，大林が授業などで用いていた方法を改変したものです。問題点の同定は，多くの教科書が指摘している第 1 ステップです。Approach 1 については，著者全員による議論を踏まえて，編者が論述内容をまとめました。Approach 2 は，①ヘイスティングスセンターのケースブックのスタイルを取り入れたものです。各コメンタリーは，そこに記した著者の責任で述べています。今後，本書の形式以外のケースブック，あるいは医学，看護学，歯学，福祉，臨床心理などの各専門領域のケースブック作りの試みがなされていくことが期待されます。

本書で取り上げたケースは，現場の臨床場面で起こりうる，あるいは実際に起きたケースを改変したものです。そこには，いわゆる「倫理学」的問題ではないものも含まれているかもしれません。しかし，ここで取り上げたテーマはすべて，現場で実際に誰かが困っているケースです。また，問題点の整理の仕方も，次に現場で起きた時に「それでは，このケースではどうすればよいのか」を考えるのに役立つように工夫したつもりです。「倫理学」的な考察が不十分であるとの批判を受けるかもしれませんが，編者らは，医療倫理（さらには，臨床倫理）は，現場の当事者の問題を扱い，現場での判断の具体的な手助けになるべきものであると考えています。当事者とは，患者さん，その家族・知人，医療従事者などが含まれます。それゆえ，本書は医療従事者や医療系学生だけでなく，医療系以外の学生，研究者，一般の方々にも役立てていただきたいと考えるのです。

生命・医療倫理の領域では，日々新たな問題が現われてきます。最近では，ヒトゲノム・遺伝子解析研究やヒト ES 細胞研究，疫学研究などの行政によるガイドラインが作成されました。また，昔からある問題でも，その時代時代で新たな解釈や営みが行なわれます（例えば，安楽死，人工妊娠中絶など）。その意味で，このケースブック

は，日本における 2000 年代前半という時代における議論を取り上げたものです。また今回，本書で議論できなかったテーマ，ケースもたくさんあります。その意味で，『ケースブック医療倫理』第 2 版，第 3 版と版を重ねていけたらと思いますし，そのためにも読者の皆さんからのご意見・ご批判をいただければ幸いです。

　最後に，研究を進めていく上でさまざまなご協力・ご助言をくださいました，東京大学大学院医学系研究科・甲斐一郎教授，浜松医科大学第 1 内科・菱田明教授に深謝いたします。さらに，本書を草稿の段階で読んで細かな助言をくださった，京都大学大学院医学研究科社会健康医学系専攻・武ユカリさん，長尾式子さん，平山恵美子さんのご指摘は大変有用でした。そして最後に，本書の主旨をいち早くご理解いただき，編者らの遅々たる作業に辛抱強くお付き合いいただいた，医学書院・早田智宏氏，北原拓也氏に心より感謝いたします。

編者　赤林　朗・大林雅之